MON CAHIER
GREEN DÉTOX

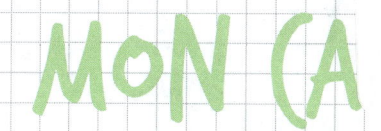

DANY CULAUD

ILLUSTRATIONS : AXURIDE (INTÉRIEUR)
ET ISABELLE MAROGER (OUVERTURE)

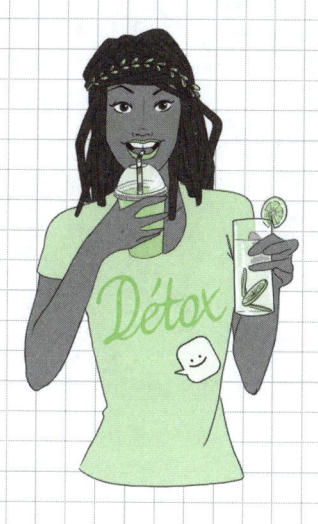

SOLAR ÉDITIONS

SOMMAIRE

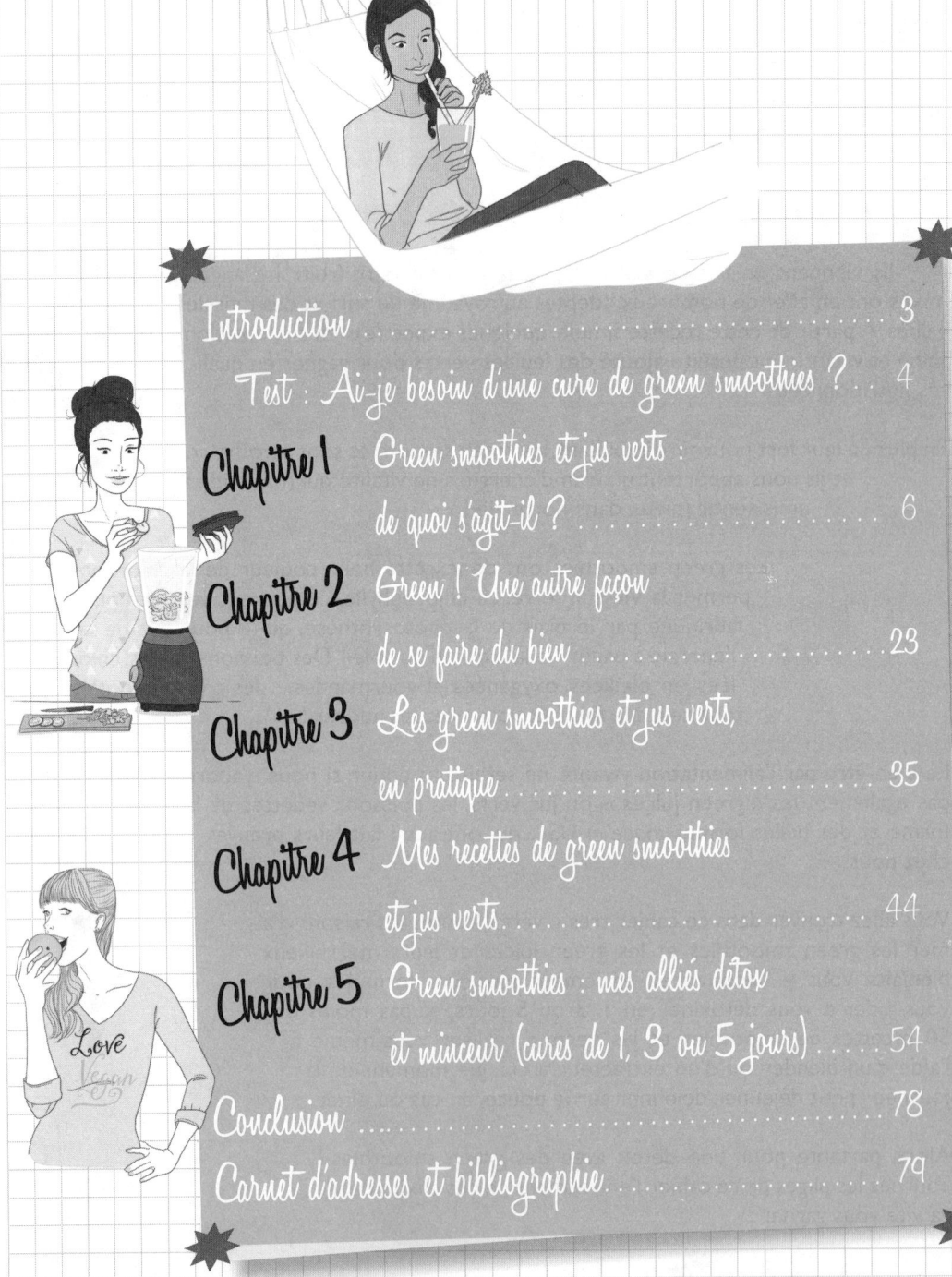

Introduction		3
Test : Ai-je besoin d'une cure de green smoothies ?		4
Chapitre 1	Green smoothies et jus verts : de quoi s'agit-il ?	6
Chapitre 2	Green ! Une autre façon de se faire du bien	23
Chapitre 3	Les green smoothies et jus verts, en pratique	35
Chapitre 4	Mes recettes de green smoothies et jus verts	44
Chapitre 5	Green smoothies : mes alliés détox et minceur (cures de 1, 3 ou 5 jours)	54
Conclusion		78
Carnet d'adresses et bibliographie		79

Introduction

Les green smoothies sont arrivés en Europe depuis peu, tel un raz de marée, avec pour première raison d'être : la détox !

Ils viennent en fait de Californie. Ces boissons aux fruits mélangés puis mixés ont en effet de nombreux adeptes au royaume du surf et des muscles galbés. À partir de cette recette simple, quelques expert(e)s en alimentation saine et vivante ont ensuite ajouté des feuilles vertes pour gagner en qualités nutritionnelles.

En plus de leur fort pouvoir détoxifiant, les green smoothies sont savoureux, et ils nous apportent un élan d'énergie, une vitalité qui nous aide à nous sentir mieux dans notre vie !

Les green smoothies ont donc cette belle couleur de la chlorophylle qui permet la vie sur Terre. La chlorophylle, ce pigment vert des plantes, est fabriquée par le biais de la photosynthèse, qui a pour but de créer de l'énergie à partir de la lumière du soleil. Des boissons vertes, chlorophyllées, ensoleillées, oxygénées et gourmandes… les green smoothies sont tout cela à la fois ! Et vous allez les adorer !

Le bien-être par l'alimentation vivante ne serait pas entier si nous n'abordions pas également les « green juices », ou jus verts, les boissons vedettes de la forme et des belles formes *made in* USA, qui ont aussi fait leurs preuves chez nous.

Vous allez trouver dans ce cahier très « vert » toutes les raisons d'aimer les green smoothies et les green juices et leurs merveilleux bienfaits. Vous y découvrirez également plusieurs formules pour vous aider à vous détoxiner en 1, 3 ou 5 jours, et pas moins de 50 recettes de smoothies et jus verts à réaliser vous-même à l'aide d'un blender ou d'un extracteur, à chaque moment de la journée : petit déjeuner, déjeuner sur le pouce, en-cas ou dîner.

Alors, partante pour une détox avec des green smoothies ? Tournez les pages de ce cahier, l'enivrement de ces élixirs de vie va vite vous gagner !

Test : Ai-je besoin d'une cure de green smoothies ?

L'objectif du test suivant est d'évaluer votre forme actuelle et de vous donner des clés pour savoir comment une cure de green smoothies peut améliorer votre état, que vous soyez déjà pleine d'énergie ou totalement raplapla…

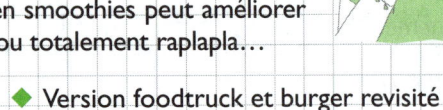

Comment je me sens le matin au réveil ?

- ◆ Je n'arrive pas à me lever, j'ai encore besoin de sommeil.
- ▲ Je suis en bonne forme, j'ai bien récupéré.
- ■ Je me lève avec paresse et quelques douleurs, voire des maux de tête.

Comment je me sens physiquement en ce moment ?

- ◆ J'ai grossi ces derniers temps, j'ai dû me racheter un pantalon de taille supérieure.
- ■ Je me sens un peu gonflée et je ferme mon jean en rentrant le ventre.
- ▲ Je me sens plutôt légère, j'enfile mon jean sans problème.

J'ai souvent un coup de pompe à 11 heures, alors pour y pallier…

- ■ J'ai toujours des biscuits dans le tiroir de mon bureau.
- ▲ Je bois un jus de carottes ou je grignote des fruits secs.
- ◆ Direction la machine à café de mon entreprise !

Lors de mes journées de congé, j'aime déjeuner avec mes amis dans un restaurant…

- ▲ Version cantine « végé » pour jeunes foodistas.
- ◆ Version foodtruck et burger revisité à la frenchy avec de bonnes frites.
- ■ Version traditionnelle, avec de la nourriture française de qualité.

Lorsqu'il s'agit de bouger et de faire du sport…

- ◆ Je déteste ça, je préfère traîner sur mon canapé avec un bon bouquin ou devant un film.
- ■ Je suis plutôt adepte des activités de plein air, comme la marche et le vélo.
- ▲ Je suis dingue de sport, je vais en salle quasi tous les jours !

J'ai déjà entendu parler des smoothies…

- ■ Près de chez moi, un bar en propose maintenant en bouteilles, j'ai tilté sur la saveur « framboise et mangue ».
- ◆ Ça me rappelle vaguement les milk-shakes à la fraise de mon enfance, mais je n'en ai jamais goûté !
- ▲ Une amie a acheté un mixeur et m'a fait goûter un smoothie à la banane avec des feuilles d'épinards… bizarre, mais délicieux !

Faites les comptes !

▲	■	◆

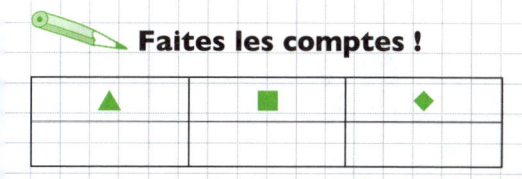

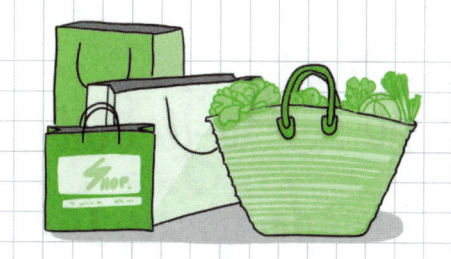

Vous avez une majorité de ◆ : *Vous avez besoin en urgence de mettre du vert dans votre alimentation !*

L'engouement pour la remise en forme et la tendance au « green » vous passe franchement au-dessus de la tête. Vous êtes gourmande et c'est bien. Mais vous en oubliez souvent l'équilibre alimentaire ! L'alcool, le café, l'inactivité en continu peuvent vous conduire rapidement à prendre du poids, à maltraiter votre foie, avoir grise mine et peu d'énergie. Maintenant que vous avez ce cahier en mains, je vous propose de remettre un peu de vitalité dans votre vie quotidienne en goûtant au green smoothie dès votre petit déj'. Il vous faudra sans doute un petit temps d'adaptation, mais en appliquant mes recommandations dès aujourd'hui, vous allez prendre un tout nouveau départ ! Ensuite, vous tenterez une cure détox de 1 jour, puis de 3 jours. Allez, motivez-vous, vous avez la volonté pour changer et découvrir le mode de vie *healthy* dont vous avez besoin !

Vous avez une majorité de ■ : *Une cure très verte vous fera le plus grand bien !*

Vous avez le profil type de la jeune femme très informée mais qui n'en fait encore qu'à sa tête. Vous connaissez l'importance de l'activité physique, d'une bonne alimentation et d'une hygiène de vie saine, mais vous avez quand même du mal à passer complètement à l'acte. Du sport, oui mais pas trop… et gourmande, vous le resterez quoi qu'il en soit. Franchissez une étape, votre vie va changer ! Avec un peu d'efforts et de volonté, les green smoothies sont faits pour vous ! Le matin, ils vous apporteront une grande vitalité, telle que vous ne pourrez jamais l'atteindre avec ce que vous mangez actuellement. Je vous propose une cure détox de 3 jours qui va vous booster et changer vos habitudes. Vous allez bientôt régler tous les petits soucis que vous avez au lever ou durant la journée (fatigue, manque d'entrain, indigestion…).

Vous avez une majorité de ▲ : *Vous flirtez déjà avec la tendance green, continuez !*

Vous êtes adepte du bien-être. Bouger, manger sainement, profiter de la vie sont des notions importantes pour vous. Vous auriez même tendance à faire les choses de façon extrême. Je vous propose de remettre un peu d'équilibre dans votre quotidien afin de garder vos forces sur le long terme. Le sport, c'est génial, mais avez-vous déjà essayé le yoga ou le qi gong, des disciplines qui apportent une certaine sérénité et viendront compléter vos autres activités sportives ? Parallèlement, les green smoothies, associés aux jus verts, vont vous apporter une vitalité, un bien-être et un équilibre tout à fait nouveaux. Faite une cure de 5 jours, qui sera simple à suivre pour vous qui êtes déjà habituée à la tendance green, par exemple à chaque changement de saison… Les résultats vont vous surprendre : vous serez toute fraîche, légère et revigorée.

TEST : AI-JE BESOIN D'UNE CURE DE GREEN SMOOTHIES ?

Chapitre 1

Green smoothies et jus verts : de quoi s'agit-il ?

L'ère du green a sonné ! Eh oui, la nouvelle ère du végétalisme et de l'attention portée à son corps à travers une alimentation saine et des boissons vegan a bel et bien commencé. Le vert est certainement la couleur la plus présente dans la nature. Elle représente la sérénité, le calme, l'apaisement, mais aussi la fraîcheur et une certaine dynamique. Bref, le vert, c'est la vie ! Tout comme une balade en pleine nature nous recharge en énergie, les boissons vertes ont un effet identique sur notre organisme. Habitués à consommer les produits de l'industrie agroalimentaire, nous passons à côté des plantes vertes, comme l'ortie, le chénopode, le pissenlit, le pourpier, la consoude, dont les nutriments sont pourtant très importants et introuvables dans l'alimentation classique. Mais, heureusement, nous savons écouter notre corps. Il est temps de nous reprendre en main et de nous réapproprier le goût des saveurs naturelles, simples et saines.

En ce sens, les jus et smoothies, parce qu'ils sont réalisés avec des produits végétaux de bonne qualité et rapidement assimilés par l'organisme, représentent tout simplement nos meilleurs alliés pour lutter contre une alimentation pauvre en nutriments, les coups de pompe et les kilos en trop !

Vous allez vite comprendre dans ce chapitre les différences entre les smoothies et les jus verts, mais aussi ce qu'il se cache derrière différentes notions très en vogue, comme la tendance vegan ou la *raw food* qui déferlent sur nos tables. Alors, prête à plonger dans le vert ? C'est parti !

Petit abécédaire des régimes green et vegan

Vegan, végétalien, veggie, végétarien, flexitarien, alimentation vivante, *raw food*… difficile parfois de vous y retrouver dans ce monde vert ? Petit lexique de base pour comprendre de quoi la tendance green est faite…

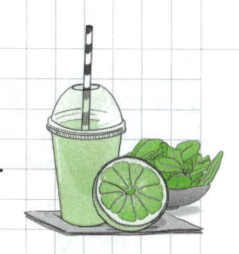

Vegan : le terme a été inventé en 1944 aux États-Unis par Donald Watson, cofondateur de la *Vegan Society*. C'est le raccourci du mot *vegetarian* ! Simple. Il voulait se démarquer de l'ovo-lacto-végétarisme de l'époque. C'est-à-dire des végétariens qui ne consomment pas de chair animale, mais qui aiment les œufs et le lait. Le vegan, quant à lui, ne consomme aucun produit d'origine animale. Le terme « vegan » est par ailleurs différent de la notion française de « végétalien », car il concerne aussi tout un mode de vie. En clair, le vegan ne consomme pas de viande ni d'œufs ni de miel ni de fromage. Il ne porte pas de cuir ni de fourrure ni de laine. Il n'utilise pas de produits cosmétiques ou ménagers qui contiendraient des matières animales ou ayant été testés sur les animaux, et il n'assiste à aucun spectacle présentant des animaux (vous ne le verrez pas en visite dans un zoo !).

Végétalien : comme le vegan, il ne mange aucun produit d'origine animale.

Végétarien : il ne mange pas de chair animale, et théoriquement pas de produits ayant entraîné la mort de certains animaux (comme la présure contenue dans certains fromages ou la gélatine). Le végétarien occidental mange généralement des œufs et du lait. Quant au pesco-végétarien, il consomme aussi du poisson.

Veggie : le terme regroupe les régimes végétarien, vegan et végétalien.

Flexitarien : il est sensible aux sujets sur la santé, l'environnement, le respect animal et il est souvent décrit comme un végétarien qui mange occasionnellement de la chair animale (poisson ou viande).

Crudivorisme : pour résumer, ce mouvement comprend plusieurs sous-groupes. On y trouve les « instinctos » qui consomment les aliments crus, dont des produits animaux, les « frugivores » qui ne consomment que des fruits, les « liquidariens » qui ne consomment pratiquement que des jus, les « granivores » qui se nourrissent quasi exclusivement de graines…

Alimentation vivante (ou *raw food*) : c'est un mode de vie où l'on ne consomme que des aliments du règne végétal, crus, de préférence biologiques, qui n'ont subi aucune transformation, exception faite de la germination et de la fermentation. Cela inclut fruits, légumes, fleurs, noix, graines germées, légumineuses, algues, plantes sauvages, huiles de première pression à froid, jus et smoothies, produits fermentés, etc. La cuisson – qui se fait généralement à partir d'un déshydrateur – ne doit pas dépasser une température de 40 °C. On y adopte aussi le principe des combinaisons alimentaires, qui consiste à ne pas mélanger certains groupes d'aliments, par exemple les protéines avec les féculents, ou les fruits sucrés avec les fruits acides.

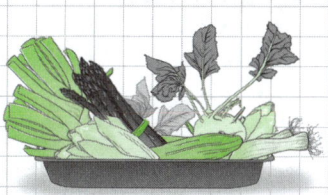

Qu'est-ce qu'une « boisson vegan » ?

Vous pensez qu'une boisson « végétale » est forcément « vegan » ? Eh bien non ! Le vin, par exemple, qui est issu de la fermentation du raisin, n'est pas systématiquement vegan. L'albumine d'œuf (le blanc d'œuf) ou l'ichtyocolle (une forme de gélatine préparée à partir des membranes internes de vessies de poissons) servent parfois à la clarification du vin.

De nombreuses brasseries recourent aussi aux produits d'origine animale dans le processus de brassage. La caséine, par exemple, protéine du lait de vache, est utilisée comme clarificateur au même titre que la gélatine, typiquement issue de bovins, et l'ovalbumine présente dans le blanc d'œuf. Heureusement, il existe certaines bières totalement vegan.

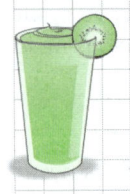

En définitive, les boissons vegan sont celles ne contenant aucun produit dérivé du monde animal, et dont les composants n'ont pas été expérimentés sur les animaux. Nous parlons ici de boissons sans alcool, mais pour les jus de fruits, il est bon de se renseigner afin de savoir si des produits d'origine animale sont utilisés dans le processus de clarification. Sachez que, pour la plupart des jus bio, la clarification est faite à l'aide de moyens mécaniques sans aucun apport de produits animaux.

Les green smoothies et jus verts sont bien des boissons vegan. Même préparés à l'extérieur, vous pouvez être certaine qu'ils ne comportent pas d'ingrédient animal s'ils sont bien dénommés « green ».

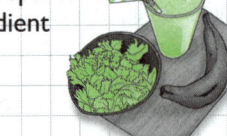

Vrai et faux : boissons vegan et sans alcool

Les green smoothies se préparent exclusivement avec des légumes verts.

❏ VRAI   ❏ FAUX

Faux ! Il y a un ou plusieurs légumes verts feuillus dans un smoothie, mais aussi des fruits et parfois d'autres ingrédients.

Les jus verts sont des boissons à prendre uniquement pendant une détox.

❏ VRAI   ❏ FAUX

Faux ! Ils peuvent faire partie de nos apports quotidiens.

Les jus verts sont plein de fibres.

❏ VRAI   ❏ FAUX

Faux ! Les jus verts sont faits par extraction et laissent de côté les fibres.

Le goût des smoothies verts est sucré, ils doivent donc faire grossir !

❏ VRAI   ❏ FAUX

Faux ! Le goût sucré est uniquement dû aux fruits. Si on les consomme en quantité raisonnable, ils ne font pas grossir.

J'ai l'impression que ça prend du temps à préparer et je n'en ai pas !

❏ VRAI ❏ FAUX

Faux ! Il suffit de s'organiser, d'avoir le bon appareil et les légumes prêts à l'emploi.

Les smoothies verts sont très nourrissants, je risque de ne plus avoir faim après.

❏ VRAI ❏ FAUX

Vrai ! Les légumes et les fruits crus sont très riches en nutriments.

Une boisson vegan sans alcool a moins de goût qu'un apéritif alcoolisé !

❏ VRAI ❏ FAUX

Faux ! Il suffit d'utiliser des racines comme le gingembre ou des feuilles comme celles de la menthe pour dynamiser et rendre appétissant un cocktail sans alcool.

Une boisson vegan est forcément sans alcool.

❏ VRAI ❏ FAUX

Faux ! Il existe des vins ou même certaines bières vegan.

Le smoothie vert garde toutes les fibres des aliments qu'il contient.

❏ VRAI ❏ FAUX

Vrai ! Il se fabrique avec un blender qui mixe simplement tous les aliments ensemble.

Le smoothie peut être un véritable repas.

❏ VRAI ❏ FAUX

Vrai ! Surtout s'il comporte un certain nombre de produits à haute densité nutritionnelle, comme nous le verrons dans les pages suivantes.

Un smoothie vert peut se boire en dessert.

❏ VRAI ❏ FAUX

À moitié faux ! En fait, il est un peu trop nourrissant pour cela.

Les jus verts peuvent se prendre à tout moment de la journée.

❏ VRAI ❏ FAUX

Vrai ! Mais le mieux est d'en consommer 20 minutes avant un repas ou 2 heures après et d'éviter d'en prendre tard le soir pour les personnes au sommeil difficile.

Je dois faire attention à la qualité des ingrédients employés dans un green smoothie.

❏ VRAI ❏ FAUX

Vrai ! Évitez de vous faire un cocktail de pesticides !

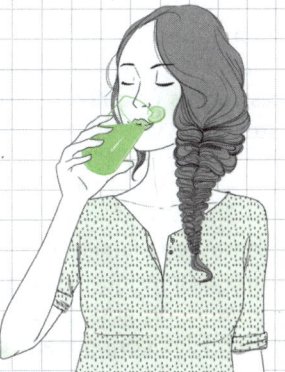

GREEN SMOOTHIES ET JUS VERTS : DE QUOI S'AGIT-IL ?

9

Les green smoothies, quèsaco ?

C'est « vivant », 100 % vegan et c'est bon pour moi et la planète ! Le green smoothie est une boisson douce, avec du velouté, à la texture un peu dense. C'est l'antidote aux matins qui ne chantent pas. Vous n'avez pas le moral ? Préparez-vous un green smoothie ! Et démarrez désormais chaque journée sur le mode « suave » !
C'est vivant, car tous les ingrédients sont crus, afin d'aller vers plus de vitalité et de santé. Bien entendu, on trouve toutes sortes de smoothies, dont certains contenant du lait, du yaourt ou même des biscuits, mais ils ne sont plus, dans ce cas, ni vegan ni crus ni green !

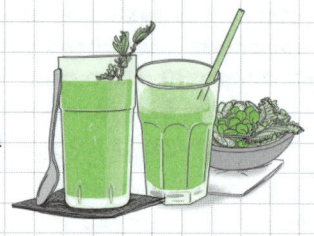

De quoi est fait un green smoothie exactement ?

De l'eau, des légumes verts à feuilles, des fruits et… c'est tout ! Avec ces trois ingrédients, vous obtiendrez un résultat tout à fait agréable et largement suffisant pour satisfaire votre palais et vos cellules affamées !

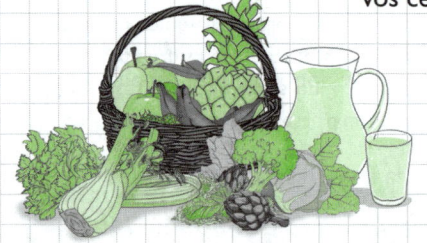

Les légumes verts à feuilles les plus appropriés sont les épinards, le chou kale, les salades bien vertes, les feuilles de céleri et de fenouil. Tous les fruits peuvent être utilisés, mais nous verrons plus tard que certains sont plus savoureux que d'autres !

Et si vous avez besoin d'augmenter votre dose de plaisir…

Il vous suffit d'ajouter quelques ingrédients magiques qui vont dynamiser votre boisson verte et vous rendre totalement addicte ! Les possibilités sont nombreuses : les graines de chia ou de psyllium, la purée d'avocat, la banane, la crème de sésame, de noisettes, d'amandes, de cacahuètes ou de pistaches, les protéines végétales en poudre… Tous ces ingrédients vont agir comme épaississants et/ou comme liants. Sans compter leur apport nutritionnel exceptionnel qui va booster votre vitalité !

Le chia : la petite graine à adopter !

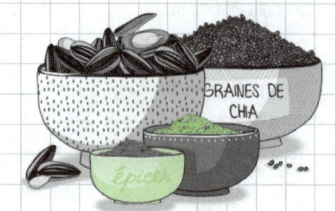

C'est une plante de la famille des Lamiacées (famille de la menthe), originaire d'Amérique centrale. Les graines sont rondes, petites, de la taille de graines de sésame, de couleur grisâtre pour la plupart. Elles contiennent entre 16 et 20 % d'oméga-3 sous la forme d'acide alpha-linolénique, et 5 à 8 % d'acide gamma-linolénique, un oméga-6, ce qui les rend fort intéressantes. Les graines de chia sont également très riches en fibres, en protéines, en vitamine B9, en calcium et en antioxydants. Trempées 30 minutes dans un liquide, elles deviennent translucides et agissent comme un liant. Sinon, elles se consomment sèches dans les plats et sont croquantes. On en trouve facilement dans les magasins bio et sur Internet.

Le psyllium : le meilleur régulateur de la fonction intestinale

On parlera ici davantage du psyllium blond, originaire de l'Inde et d'Iran. Ses graines sont minuscules. Il est prescrit depuis la nuit des temps à des fins médicinales et requiert certaines précautions d'usage. Il est très riche en fibres solubles. Ce n'est pas un aliment, il a surtout une action mécanique : il gonfle au contact d'un aliment et agit comme épaississant dans les smoothies, crèmes ou sauces confectionnés en cuisine vivante. Choisissez de préférence le psyllium bio.

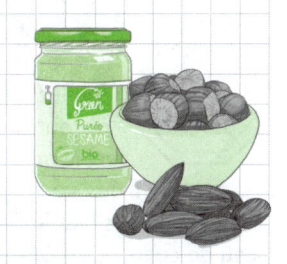

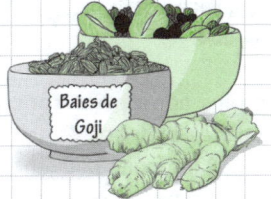

Vous lorgnez sur les graines et les super-aliments ?

Le pollen, la spiruline, la poudre d'açaï, les épices, comme le gingembre, la cannelle, la cardamome, vont apporter une tonalité énergétique à vos green smoothies.

Les fruits séchés, comme la datte, la figue, les baies de goji, les myrtilles, vont vous fournir des nutriments supplémentaires et donner une note sucrée et un goût plus prononcé à toutes vos boissons vertes.

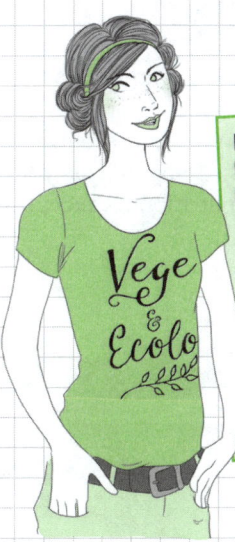

Le pollen frais : un aliment magique !

Comme l'évoque Patrice Percie du Sert, ingénieur agronome, l'inventeur du pollen congelé dans son ouvrage *Ces pollens qui nous soignent*, (éd. Guy Trédaniel, 2010) : « Le pollen frais est beaucoup plus efficace et a plus de propriétés que le pollen sec. Il se conserve au congélateur. C'est un aliment complet, très nutritif, riche en protéines, vitamines, minéraux, bêta-carotène, hormones végétales et sélénium. Il contient de plus tous les acides aminés…
Le pollen est précieux en hiver car il peut pallier le manque de variété de fruits et légumes frais, et bien sûr accompagner un green smoothie. De par sa richesse en fibres et en ferments lactiques, il réensemence l'intestin, renforce les défenses immunitaires, régularise le transit et vient à bout de certaines constipations tenaces. Il a un effet euphorisant et vous donnera un moral d'enfer. Il est dynamisant, antioxydant. Enfin, il peut être consommé sans inconvénient par les diabétiques. »

Vous avez envie d'encore plus de douceur ?

Vous êtes un bec sucré ? Ok pour ajouter 1 cuillerée à café de sucre naturel dans votre green smoothie. Mais gardez bien en mémoire que le sucre est facultatif et ne choisissez que des sucres non raffinés, comme le sirop d'érable, la purée de dattes, ou mieux encore la stévia ou la sève de bouleau.

Fuyez absolument le sucre blanc, qui est raffiné à outrance et nuisible à votre santé.
Sachez cependant qu'il est rare d'avoir besoin d'ajouter du sucre dans un smoothie et, de surcroît, mieux vaut dès le départ faire sans, car les fruits vous apporteront déjà une saveur sucrée.
Il est enfin possible de remplacer l'eau par un lait végétal ou de l'eau de coco.
En revanche, je ne recommande pas l'ajout de jus de fruits, car il rendrait votre smoothie beaucoup trop sucré !

Bon à savoir : la stévia est un sucre qui a un index glycémique égal à zéro, elle peut donc être utilisée dans un smoothie vert, mais avec parcimonie !

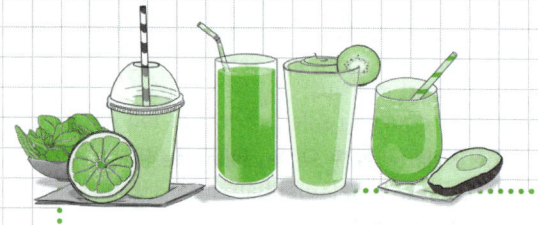

8 raisons d'aimer les green smoothies !

1. C'est ultra simple à réaliser
2. Il n'y a qu'un couteau et un blender à laver
3. Ça remplace facilement un repas
4. C'est transportable dans la voiture, au bureau, à la salle de gym…
5. C'est trop délicieux !
6. C'est léger et facile à digérer
7. C'est peu coûteux
8. C'est très nourrissant…

Et les jus verts, c'est quoi ?

Ce sont des bombes nutritionnelles ! Un concentré d'énergie, de chlorophylle, de nutriments, de minéraux et de bons sucres immédiatement disponibles… Les jus verts nourrissent vos cellules et vous donnent des ailes ! Avec leur fort pouvoir hydratant, régénérant et reminéralisant, vos cellules vont s'en délecter et ne crieront plus famine.

Prenez une bonne quantité de légumes verts, déposez le tout dans un extracteur de jus et le tour est joué ! Il en ressort un jus à la couleur verte lumineuse tellement attirante que l'on sent déjà son énergie couler dans nos veines !

Les jus verts se préparent autant avec les légumes verts entiers qu'avec les feuilles vertes, contrairement aux green smoothies qui utilisent seulement les feuilles du légume.

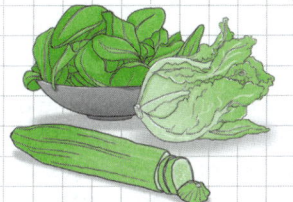

Vous pouvez utiliser pour vos jus verts le concombre, la courgette, le brocoli, le fenouil, le céleri-branche, mais aussi l'épinard, le chou kale, et autres feuilles de chou, ainsi que toutes les herbes aromatiques comme le persil, la coriandre, et même les herbes sauvages comme l'ortie.

Notez qu'il est inutile d'ajouter de l'eau dans un jus vert. La raison en est simple : le jus vert est fabriqué par extraction à l'aide d'un appareil spécial (un extracteur), seul le jus des aliments est récupéré. C'est ce jus pur, sans aucun ajout, que vous consommez.

Vous n'avez pas tout compris ?
Rendez-vous page suivante !

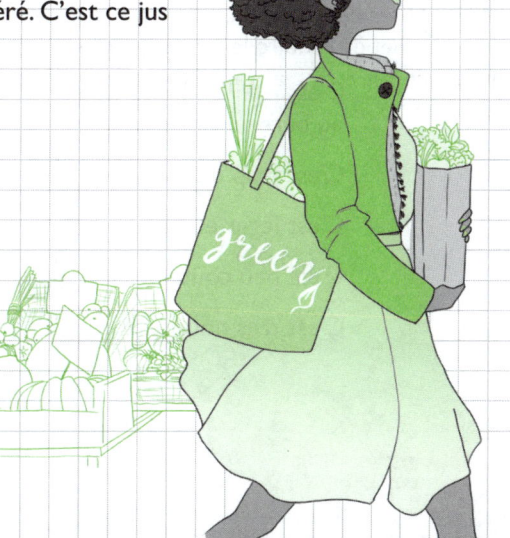

Quelles différences entre green smoothies et jus verts ?

C'est LA grande question, car il y a de quoi s'y perdre lorsque l'on débute ! Mais, rassurez-vous, c'est vraiment très simple.

Lorsqu'on fabrique un smoothie vert, on utilise un mixeur blender dans lequel on mélange toutes les matières premières ensemble (les fruits et légumes à feuilles sont entiers et conservent leurs fibres). Dans ce cas, la préparation s'apparente plus à une purée, puisque les aliments sont entiers avec leurs fibres. La texture du smoothie devient liquide grâce à un apport plus ou moins important d'eau.

Lorsqu'on fabrique un jus vert (ou un jus de légumes), on utilise une machine qui s'appelle un extracteur de jus : cette dernière sépare la cellulose des fibres. On consomme ensuite le jus « pur », obtenu après extraction et séparation des fibres (celles-ci sont jetées ou utilisées à d'autres fins).

Les différences côté digestion

En mixant les fruits et les légumes à feuilles d'un smoothie vert, on se prépare un véritable plat complet qui va nécessiter un petit temps de digestion. Mais la digestion d'un smoothie va naturellement demander moins de temps que celle d'un sandwich au jambon ! En effet, la digestion des fruits et légumes à feuilles se fait rapidement, libérant les bénéfices liés aux nutriments de chaque ingrédient avec une sensation de satiété et de vitalité, et un coup de fouet énergétique !

Dans le cas d'un jus vert, le travail de digestion est quasi nul. Rappelez-vous, on laisse de côté les fibres des aliments, qui sont constituées principalement de cellulose. Le retrait de la cellulose permet de réduire le temps de digestion. Les éléments nutritifs et les enzymes des jus verts vont de ce fait être très rapidement assimilés par les cellules. Le regain d'énergie est immédiat !

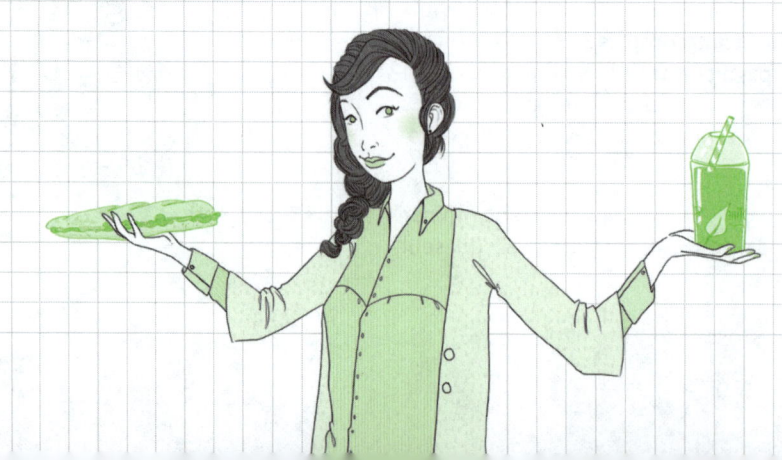

Effet garanti en cas de coup de pompe en fin de matinée, en milieu d'après-midi ou en début de soirée ! Les jus verts sont aussi idéaux pour démarrer une détox et apporter davantage de « vert » dans son alimentation lorsqu'on présente une fragilité intestinale (digestion très difficile, inflammation chronique des intestins, intolérances alimentaires…).

Côté sucres

Les smoothies contiennent un peu plus de sucres que les jus verts (glucose apporté par le fructose des fruits). Ce qui peut être très intéressant lorsqu'on a une vie très active et besoin de tonus toute la journée… Mais vous pouvez aussi réaliser des smoothies sans fruits, avec seulement des légumes et des feuilles vertes, et cela devient une « soupe crue ». Dans ce cas, il n'y a pas de glucose, uniquement des sucres simples de très haute qualité qui nourriront parfaitement votre cerveau et l'ensemble de vos cellules. Les ingrédients des green smoothies restent simples et sont ainsi bien assimilés par l'organisme.

Alors, si vous ajoutez des dattes ou un autre agent sucré à vos smoothies verts, faites attention aux quantités et veillez à ce que cela ne devienne pas une habitude. Rappelez-vous que le sucre est irritant, acidifiant et inflammatoire, même s'il est bio et naturel.

> Concernant le sucre des fruits, vous en ajouterez dans vos smoothies dans des limites raisonnables et veillerez à n'utiliser chaque fois que des fruits bien mûrs.

Côté pratique

Il y a peu de différences dans la durée de fabrication d'un smoothie ou d'un jus vert. Mais il est vrai qu'en faisant un smoothie avec un blender, il n'y a aucun résidu (cette fameuse cellulose qui reste après l'extraction du jus), donc moins de manutention pour monter et démonter l'appareil et en laver les pièces. Le smoothie l'emporte donc haut la main dans la catégorie gain de temps !

Les smoothies sont par ailleurs très nutritifs : ils peuvent facilement remplacer le repas de midi ou du soir. Leur texture est très soyeuse, les combinaisons entre les différents produits utilisés sont illimitées et peuvent donner des goûts exceptionnels.

Quant aux jus verts, ils nécessitent moins d'ingrédients et peuvent se faire avec un seul légume ou fruit.

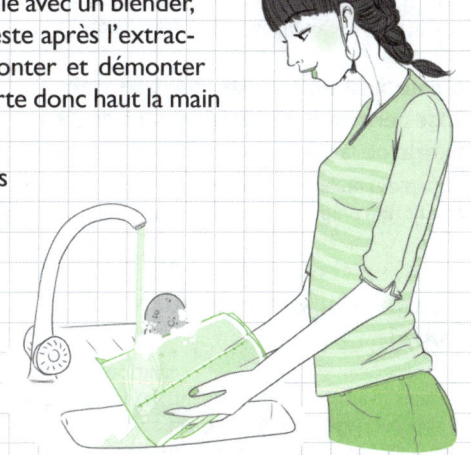

Quiz : démêlez le vrai du faux entre green smoothies et jus verts

Répondez spontanément aux questions suivantes !

Les légumes verts dans les smoothies sont différents de ceux utilisés dans les jus verts.
❑ VRAI ❑ FAUX

Vrai ! Ce sont les feuillus qui sont recommandés pour les smoothies alors que dans les jus, les feuillus sont utilisés tout comme les légumes entiers, comme la courgette, le concombre, le brocoli, etc.

La centrifugeuse et l'extracteur sont deux machines identiques.
❑ VRAI ❑ FAUX

Faux ! L'extracteur est nettement plus adapté à la fabrication des jus de haute qualité nutritionnelle.

Le green smoothie est digéré plus rapidement que le jus vert.
❑ VRAI ❑ FAUX

Faux ! Le smoothie est fabriqué avec un blender qui ne sépare pas les fibres du jus, donc la digestion est un peu plus lente.

Je peux faire un jus vert le soir pour le boire le lendemain matin.
❑ VRAI ❑ FAUX

Faux ! Il est vivement recommandé d'extraire son jus juste avant de boire, car il s'oxyde rapidement.

Je tolère très mal les fibres, je commence par les jus verts.
❑ VRAI ❑ FAUX

Vrai et faux ! Vous pouvez renforcer vos capacités digestives en consommant d'abord des jus verts en petites quantités, puis goûter ensuite aux green smoothies.

Je peux me nourrir exclusivement de jus verts.
❑ VRAI ❑ FAUX

Faux ! Sauf lors de cures ou de jeûnes aux jus verts, car il est important d'équilibrer ses apports alimentaires quotidiens et de consommer des fibres dans son alimentation.

Une cure de green smoothies est plus facile à suivre qu'une cure de jus verts.
❑ VRAI ❑ FAUX

Vrai ! Les green smoothies, de par leur texture, leur richesse nutritionnelle et tous les ingrédients qui les composent, constituent de véritables repas. Ils nous laissent sans faim et apportent beaucoup de plaisir. La cure de jus verts est plus « exigeante » à suivre.

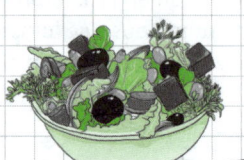

Les avantages des fibres…
Les fibres dites « solubles » se trouvent dans tous les fruits et légumes et sont donc présentes dans les green smoothies ! Elles stimulent moins le transit digestif que les fibres « insolubles », réduisent les inconforts digestifs tout en favorisant l'équilibre de la flore intestinale. Enfin, comme elles ralentissent la digestion, elles prolongent la sensation de satiété et permettent donc de mieux contrôler son poids. Comme ce sont des fibres solubles dans l'eau, il est indispensable de consommer suffisamment d'eau (au moins 6 verres) tout au long de la journée pour bénéficier de leurs bienfaits.

Les bienfaits des smoothies et jus verts

Boire des boissons vertes a de multiples vertus, dont les principales peuvent se résumer ainsi…

- ✓ **C'est la manière la plus naturelle de perdre du poids !**
- ✓ Non seulement on ressent un vrai plaisir lors de la dégustation de smoothies et jus verts, mais, en aidant le corps à retrouver son équilibre, **ils améliorent notre qualité de vie globale**. Les boissons vertes ont un véritable impact positif sur les agents stressants de notre existence : on se sent mieux, on bouge davantage, on mincit et on gagne en vitalité… Par conséquent, nos soucis se font plus légers.
- ✓ **Leur consommation régulière réduit les petits bobos** : nos jambes s'allègent, notre circulation sanguine s'améliore, nos articulations se délient, on se tourne plus facilement vers les activités physiques. Notre peau se débarrasse de ses rugosités, comme avec un vrai peeling ! Gorgés de vitamines et de minéraux, nos ongles et nos cheveux deviennent vigoureux, beaux et brillants.
- ✓ **La tendance green améliore sans effort notre assiette quotidienne** : on a de moins en moins envie de junk food, de sodas, de sucreries ou d'aliments gras.
- ✓ **Les boissons vegan élargissent notre palette de produits alimentaires** : on découvre des fruits et des légumes nouveaux, des saveurs inédites…
- ✓ **Ces changements alimentaires s'associent à une conscience écologique** : on a davantage envie de se rapprocher des petits paysans-maraîchers, d'aller cueillir des fruits sains sans pesticides. Un vrai cercle vertueux !

Quel est le rôle des smoothies et jus verts dans l'alimentation ?

Sans les jus et smoothies dans l'alimentation vivante, nous aurions du mal à manger beaucoup de fruits et de légumes dont les feuillus sont recommandés pour un niveau de santé optimal.

Les jus verts et les smoothies ont donc un rôle important. Ils nous apportent des quantités énormes de nutriments que nous ne pourrions pas obtenir si nous devions les prendre sous forme solide plutôt que liquide. En plus, ils représentent un gain de temps non négligeable. Très nourrissants, ils nous satisfont rapidement sans nous prendre trop de temps pour les préparer !

La tendance raw food

Le développement de l'alimentation vivante a largement sa part dans l'origine des smoothies et autres jus verts. Mais faisons un petit retour en arrière sur les origines de ce nouveau type d'alimentation très en vogue.

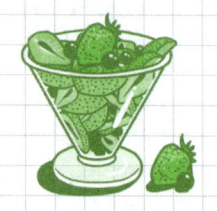

Si la découverte du feu pour cuire nos aliments est estimée à environ 400 000 années, l'arrivée de l'homme sur Terre remonte à plusieurs millions d'années. Depuis toujours, nous avons été des cueilleurs, mastiquant des baies sauvages et des feuilles, bien avant de devenir chasseurs. Au cours des siècles, et souvent en raison de conditions d'hygiène inappropriées, nous avons appris à cuire nos aliments. Jusqu'à nos jours, la quantité d'aliments crus dans notre alimentation s'est finalement réduite à une maigre part, parfois proche de zéro. Pour la plupart d'entre nous, la salade verte constitue cette faible portion en accompagnement de protéines et de féculents !

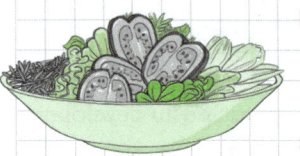

Cependant, un courant de fond se tramait entre deux continents, porté par des personnages tels que le Dr Paul Carton, qui mit à l'honneur le végétarisme et les légumes crus dans les années 1940, puis le Pr Edmond Bordeaux Szekely, qui fit la lumière sur les textes du peuple essénien montrant la façon dont cette communauté utilisait le jeûne et les végétaux crus pour atteindre un excellent niveau de santé physique, mentale et spirituelle.

Le Dr Christine Nolfi, qui créa une clinique au Danemark dans les années 1940, enseignait déjà que les végétaux crus étaient essentiels pour la santé et la régénération. Quant au Dr Max Bircher-Benner, un médecin révolutionnaire suisse féru de diététique qui vécut à la fin du XIXe siècle, il pensait que les légumes et les fruits crus avaient la plus forte valeur nutritionnelle en comparaison aux autres aliments. Ce dernier est à l'origine du müesli, un plat à base d'avoine, de fruits et de noix crus, toujours très en vogue aujourd'hui.

Plus proche de nous, nous pouvons évoquer Ann Wigmore, chercheuse américaine d'origine lituanienne, pionnière d'avant-garde sur l'utilisation du jus d'herbe de blé et de l'alimentation vivante comme outil de régénération du corps humain. Elle œuvra très largement pour le développement de l'alimentation vivante aux États-Unis.

> **Qu'est-ce que le « régime Hippocrate » ?**
> Mis au point par Ann Wigmore, repris par différents instituts, enseigné entre autres dans le célèbre institut « Hippocrate » en Floride, le « programme de santé Hippocrate » est un concept qui repose sur la certitude que le corps humain est un organisme capable de se guérir et de se régénérer par lui-même, si l'on met en place un certain nombre de principes de santé auxquels on ajoute une attitude positive et une foi immuable en la réussite. L'usage d'aliments riches en enzymes, de l'herbe de blé, de pousses et de jus frais alcalins, l'exercice physique, le travail sur les émotions viennent renforcer le système immunitaire.

Dans les années 1950, Ann fut atteinte d'un cancer du côlon. Intriguée par les vertus thérapeutiques des herbes, elle fit ses propres expériences et découvrit les pouvoirs insoupçonnés de l'herbe de blé. Ainsi, à l'aide de pousses fraîches, d'herbe de blé, d'aliments crus et vivants riches en vitamines, enzymes et autres nutriments, elle parvint à vaincre son cancer et passa ensuite le reste de sa vie à enseigner les soins naturels et la nutrition optimale. Au fil des années, elle donna forme au « régime Hippocrate », aujourd'hui davantage apparenté à un style de vie.

Après avoir expérimenté largement les jus d'herbe de blé, les jus verts et les pousses, Ann Wigmore développa ce qu'elle appela « la soupe énergie » : une soupe vivante et crue où étaient mixés un certain nombre de produits judicieusement sélectionnés afin d'obtenir un repas complet comportant tous les nutriments dont le corps a besoin sous une forme équilibrée. Aux USA, Ann Wigmore a fait de nombreux adeptes qui ont travaillé à ses côtés : Viktoras Kulvinskas, Brian Clement, Karyn Calabrese, Cherie Soria, Leola Brooks, et tant d'autres qui ont tous participé au développement du mouvement *raw food* (voir la définition p. 7).

Il ne faut pas non plus oublier les grands enseignants naturopathes français tels que Pierre-Valentin Marchesseau (le père de la naturopathie) et André Passebecq qui ont enseigné pendant plus de 50 ans l'importance de la consommation des aliments crus et non transformés, apportant chaque jour dans les assiettes plus de vert, de fraîcheur, de vivant.

Si Ann Wigmore a le plus parlé des jus verts à base de feuilles vertes, et des jus d'herbe de blé, c'est à une autre femme, Victoria Boutenko, que revient l'honneur d'avoir diffusé largement ses connaissances sur les smoothies verts, déclenchant un engouement unique pour ces boissons dans de nombreux pays. D'origine russe, immigrée aux USA avec sa famille dans les années 1990, rapidement prise au piège de la junk food, elle découvrit par hasard l'alimentation vivante et initia sa famille aux vertus de ce nouveau mode alimentaire, qui apporta à tous une meilleure santé. Elle sentit toutefois qu'il lui manquait quelques clés pour gagner en mieux-être, même si elle connaissait les travaux d'Ann Wigmore. Gourmande, elle souhaitait trouver la façon la plus agréable et la plus savoureuse de consommer une grande quantité de feuilles vertes, si encensées par ses précurseurs dans l'alimentation vivante, mais dont elle n'aimait pas le goût.

Curieuse et en perpétuelle recherche, elle découvrit que le régime alimentaire des grands singes, animaux génétiquement très proches des humains (leur génome est à 98 % identique au nôtre), est constitué à 50 % de feuilles vertes. C'était la clé pour en finir avec les carences alimentaires dont elle souffrait encore, malgré une alimentation essentiellement crue et végétale. La cellulose des plantes se caractérise par une structure moléculaire particulière : la plus épaisse et la plus dure qui soit. En mixant dans un blender des plantes à fibres épaisses, elle pouvait donc en rompre les parois cellulaires pour mieux les digérer. Elle obtint au début de son expérience une purée épaisse et vert foncée, peu attrayante. Elle pensa alors ajouter des bananes au mélange. La magie opéra à ce moment précis : le green smoothie était né ! Son dilemme avec les végétaux verts dont elle n'appréciait pas le goût fort et concentré avait trouvé sa réponse. La révolution des green smoothies était en marche !

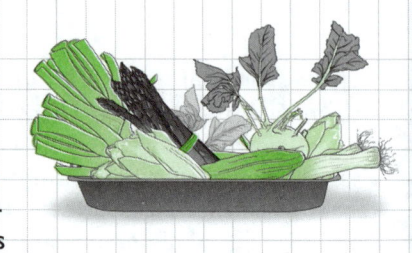

La recette de la « soupe énergie »

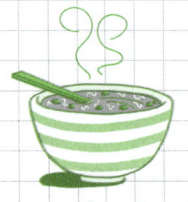

La recette de base de la « soupe énergie » est un mélange de feuilles vertes, de pousses et de graines germées, de légumes, de réjuvélac et d'algues. Ann Wigmore recommandait de mixer tous les ingrédients ensemble afin d'en faciliter l'assimilation.

Soupe énergie (pour 2 personnes)
300 g de mâche + ½ bouquet de persil + 1 branche de céleri
+ 1 poignée de pousses de tournesol si disponible
+ 1 c. à s. de graines germées d'alfalfa
+ 1 c. à s. de graines germées de haricots mungo
+ 1 pomme mûre ou 1 poire
+ ½ avocat + 1 c. à c. d'algues dulse ou de laitue de mer séchées + 50 cl d'eau de source
ou de réjuvélac (voir encadré ci-dessous).

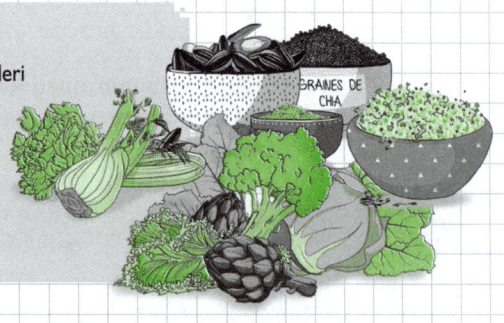

À consommer à tous moments de la journée ! Vous pouvez prendre la « soupe énergie » plusieurs fois par jour si vous le souhaitez. Le soir, elle est très sédative, elle aide à bien dormir et assure un réveil en pleine forme, les traits du visage lisses et détendus. Adieu les cernes !

Le réjuvélac est une préparation provenant de la fermentation de grains de blé germés qui aide la soupe à ne pas s'oxyder et apporte un surplus d'enzymes, des vitamines en quantité (comme la vitamine B) et de bonnes bactéries.

Les 15 piliers de l'alimentation vivante

L'alimentation vivante, nous l'avons vu, n'est pas si récente, et si aujourd'hui elle représente une tendance alimentaire bien présente aux USA et en Europe, elle constitue aussi un réel mode de vie.

Parfois aussi appelée « cruvolution », elle est un mode alimentaire sain, frais et vivant. Mais pas seulement : pour ses adeptes, l'argument santé est loin d'être le seul. Ils défendent un mode de vie également plus écologique et plus éthique. En outre, il est loin, le temps où les mangeurs de crudités étaient mornes, tristes et apathiques ! L'alimentation vivante rend au contraire joyeux, car elle est variée et savoureuse ! Ses menus n'ont rien de triste, mais rivalisent de créativité, de saveurs, de couleurs et d'élaboration. Pour preuve, même les grands chefs s'y sont mis !

1. Composez chaque semaine votre panier de fruits et légumes frais et de saison.

2. Découvrez les graines germées et jeunes pousses, stars des assiettes crues : alfalfa, haricots mungo, trèfle, radis, brocoli, tournesol, moutarde, Kamut®…

3. Abusez de toutes les herbes aromatiques et des épices qui relèvent le goût des aliments. Elles vous apportent leur lot de bienfaits santé et vous évitent de trop saler vos plats.

4. Ajoutez quelques algues à vos plats : ces trésors de la mer ont une place de choix dans la cuisine vivante en apportant des protéines et autres nutriments.

5. Si vous souhaitez cuire certains aliments, préparez-les à une température inférieure ou égal à 43 °C, ce qui vous permettra d'en préserver les enzymes et les vitamines essentielles.

6. Remplacez les produits laitiers (peu, voire pas recommandés dans l'alimentation vivante) par des préparations végétales préparées avec des noix de cajou, des amandes, des noisettes…

7. Goûtez aux graines oléagineuses qui apportent des protéines et enrichissent les gâteaux, les sauces et les crèmes en tout genre.

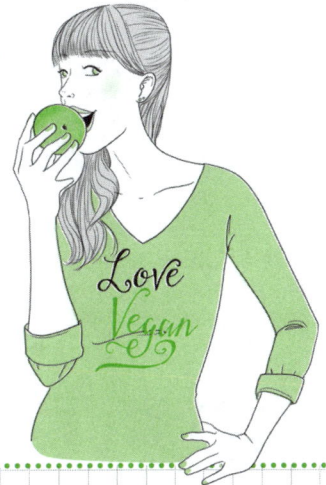

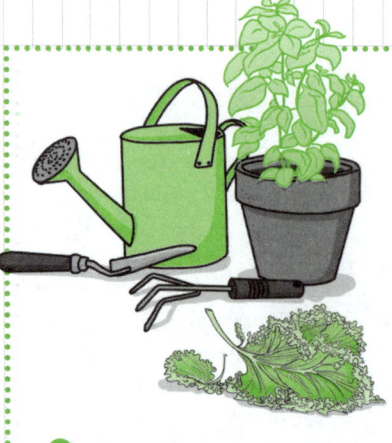

⑧ Optez pour la déshydratation afin d'obtenir des préparations semi-cuites au goût prononcé et délicieux, comme les crackers, les pizzas, les légumes farcis, etc.

⑨ Faites un focus sur l'ail et le gingembre, deux ingrédients très intéressants, le premier pour le système immunitaire, le second pour la digestion. Ils sont tous deux antioxydants.

⑩ Cueillez des fleurs et des plantes sauvages !

⑪ Buvez de l'eau pure ou aromatisée aux huiles essentielles et des tisanes aux plantes. Exit, le café, les sodas et les alcools forts. Il existe cependant des vins vivants que certains adeptes s'autorisent sans problème !

⑫ Mangez des sucres avec beaucoup de parcimonie, car il n'y a pas de sucre dit « sain » mise à part la stévia (la poudre de couleur verte, et non la blanche qui a été transformée).

⑬ En bref, rapprochez-vous des aliments provenant directement de la terre ou de la nature, et pourquoi pas, créez votre propre potager.

⑭ Reconnectez-vous avec votre intuition qui est votre seul guide, intègre et juste !

⑮ Soyez créative, la nature est généreuse, explorez-la !

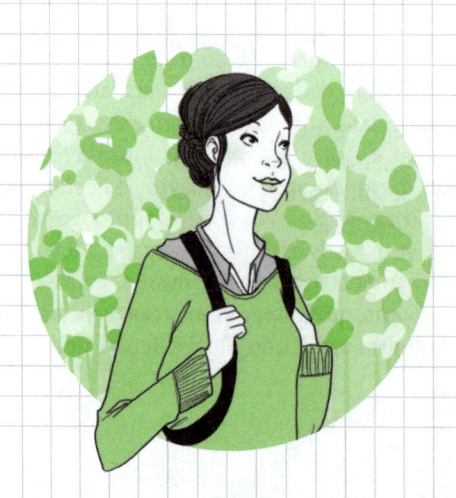

# Chapitre 2
Green ! Une autre façon de se faire du bien

Nous avons passé les quarante dernières années à manger des produits industriels ou semi-industriels, faisant confiance aveuglément à une industrie agroalimentaire douteuse, au point d'avoir oublié que notre alimentation est notre première médecine, que « notre santé est plus importante que l'or et l'argent », comme disait le Mahatma Gandhi, et que nos potagers sont des trésors à préserver, tout comme notre lien direct à la terre.

« Green », le mot, le concept revient de bien loin après toutes ces années de dérives alimentaires et de malbouffe. Chapeau bas aux États-Unis, pays où toutes les expériences sont osées, les prises de conscience grandissant à la vitesse de la lumière. Le chou kale, ou chou plume, y a débarqué il y a plus de 30 ans, les green smoothies y sont nés, les cures de détox sont portées par les stars du Tout-Hollywood, et la « bien-être attitude » y souffle très fort. Sans évidemment tomber dans le « green washing », la tendance green est réellement une autre façon de se faire du bien. En étant plus green dans votre façon de vous conduire, de penser, de vous habiller, de prendre soin de votre maison ou de votre peau, vous allez sans conteste vous sentir mieux dans votre tête et dans votre vie. Et si vous poursuivez en adoptant les green smoothies dans votre quotidien, c'est à l'intérieur que les changements vont se mettre en place et l'effet en sera encore plus intense ! Lorsque vous écoutez votre organisme, lorsque vous le nettoyez, le restaurez, le renforcez, il vous le rend au centuple ! Vous développez votre attention à la vie et aux autres, vous vous estimez davantage… Les green smoothies comportent tant de nutriments vivants, hautement métabolisables, super nutritifs, qu'ils apportent tout cela. Ils sont une mine de santé et de bonheur. Et une merveilleuse façon d'améliorer votre mieux-être !

Je fais aussi du bien à la planète !

Gaspillages et scandales agroalimentaires à répétition, carences, malbouffe, troubles et compulsions alimentaires nous amènent à nous interroger sur notre assiette, ce que nous mangeons et apportons à nos cellules tous les jours. Les produits sains, cultivés avec soin, dans le respect de la terre, des animaux et des hommes, sont des valeurs qui colorent le mouvement « green ».

Par conséquent, en consommant des green smoothies et des jus verts, on améliore son attitude envers la planète. Un bon point ! Vous allez consommer plus de légumes et de fruits, donc manger moins de viande et de protéines animales, et ainsi réduire votre empreinte carbone. Que du bon pour vous et la planète !

Essayez d'acheter vos fruits et légumes auprès de maraîchers qui sont proches de chez vous, dans un rayon inférieur à 50 kilomètres, en développant votre attitude « locavore ».
Et mangez autant que possible les produits en suivant leur saisonnalité.
Essayez de privilégier les produits respectueux de l'environnement (d'origine biologique, sans additifs chimiques), lesquels demandent beaucoup moins d'énergie pour leur production tandis que la fabrication des engrais est très énergivore.
Vous produirez obligatoirement moins de déchets, car chez votre maraîcher, les produits sont en vrac ou peu emballés. Vous pouvez en effet facilement vous passer d'emballages, et du même coup réduisez un peu votre empreinte écologique !
Grâce aux green smoothies, vous allez utiliser quasiment toutes les parties des fruits et des légumes. Vous allégez ainsi votre poubelle et pouvez remplir votre compost si vous en avez un !

Quant aux fruits exotiques que vous utiliserez dans vos smoothies (bananes, ananas ou mangues), privilégiez autant que possible les filières du « commerce équitable et solidaire » qui garantissent l'achat des marchandises auprès des petits producteurs à un prix juste, à l'abri des fluctuations du marché.

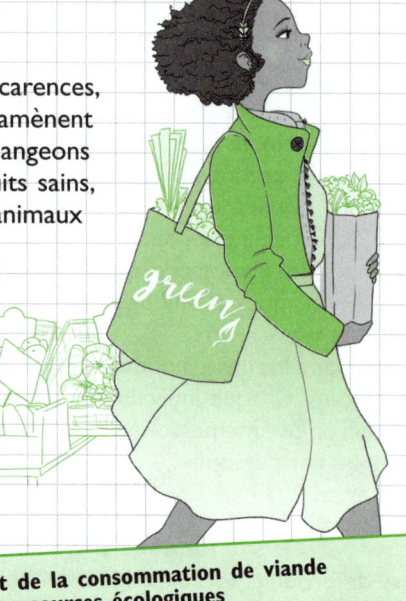

> **L'impact de la consommation de viande sur les ressources écologiques**
> Nous mangeons entre 30 et 82 kilos de viande en moyenne, selon que l'on appartient à un pays riche ou en voie de développement. La production mondiale a quintuplé depuis 1950 et pourrait encore doubler d'ici 2050. L'impact écologique (déforestation, 70 % des terres arables consacrées à l'élevage, consommation des réserves mondiales en eau douce à hauteur de 9 %) et l'impact climatique (émissions de méthane, de plusieurs types de gaz à effet de serre, problèmes liés à l'épandage du fumier), ainsi que les conditions d'élevage des animaux, sont pris très au sérieux par la FAO (Organisation des Nations unies pour l'alimentation et l'agriculture), entre autres.

> **Le saviez-vous ?** Composter ses déchets bio réduit de 30 % le poids de sa poubelle !

GREEN ! UNE AUTRE FAÇON DE SE FAIRE DU BIEN

Écologie : quelques définitions utiles

Empreinte écologique : c'est une mesure. Que ce soit pour se nourrir, se loger, se déplacer, se vêtir, nous consommons des ressources naturelles. Tant que nous ne prenons pas plus que ce que la Terre peut nous donner, tout va bien ! Mais comment le savoir ? C'est ce à quoi tente de répondre la mesure de l'empreinte écologique, qui va spécifier en superficie ce dont nous avons besoin pour satisfaire nos modes de vie.

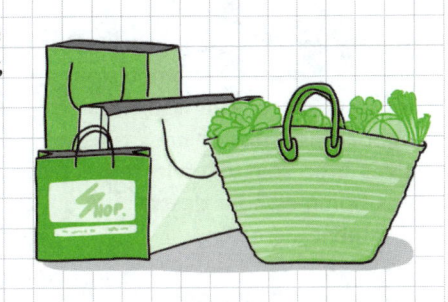

Un résultat à l'échelle mondiale ? À ce jour, nous sacrifions une planète et demie pour combler nos besoins. Chaque individu consomme en moyenne 2,7 hectares de ressources naturelles, c'est son empreinte personnelle, alors que la Terre ne peut offrir que 1,8 hectare de ressources naturelles par personne. À ce rythme, l'empreinte écologique de l'humanité équivaudra à deux planètes en 2030 ! À bon entendeur !

Locavore : le site **locavore.fr** définit ainsi ce terme : « Les locavores sont des consommateurs de produits locaux. » Mais derrière cette apparente simplicité se cache un art de vivre où se mêlent un refus des abus de la mondialisation et une volonté de faire avancer les choses sur le plan écologique.

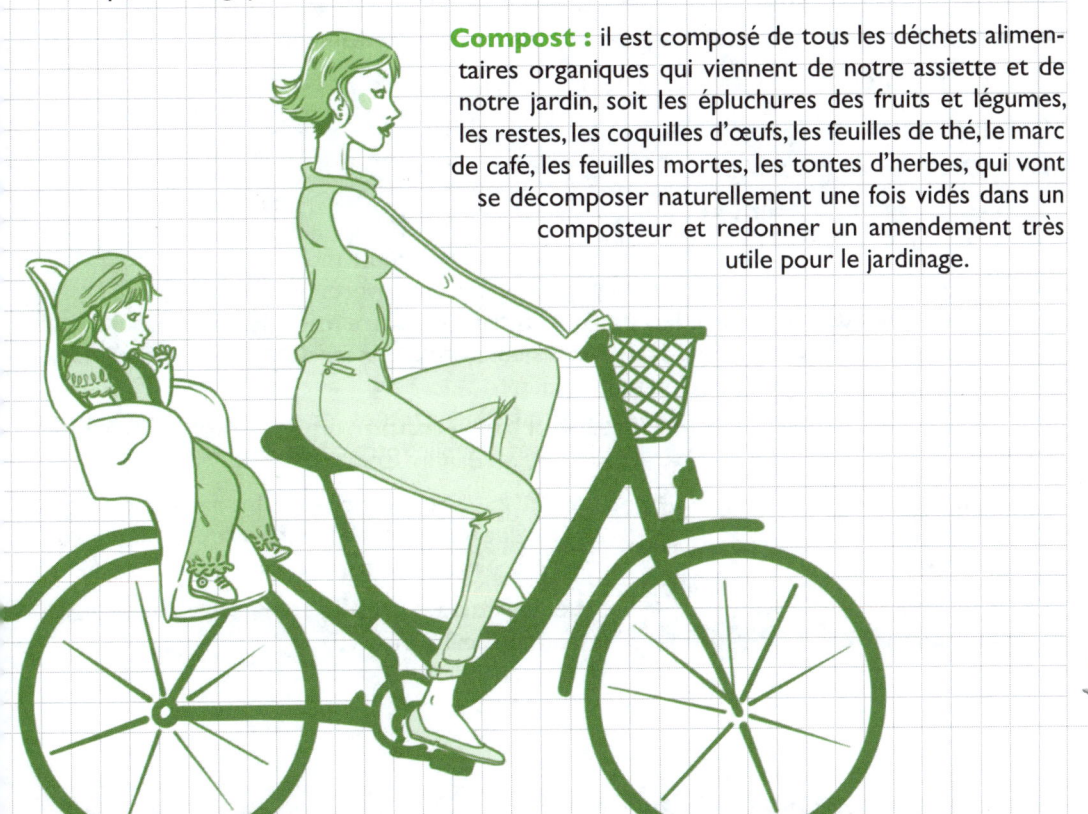

Compost : il est composé de tous les déchets alimentaires organiques qui viennent de notre assiette et de notre jardin, soit les épluchures des fruits et légumes, les restes, les coquilles d'œufs, les feuilles de thé, le marc de café, les feuilles mortes, les tontes d'herbes, qui vont se décomposer naturellement une fois vidés dans un composteur et redonner un amendement très utile pour le jardinage.

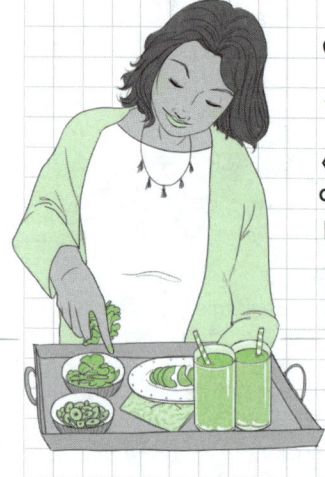

Les légumes verts : la nourriture du futur

Un groupe alimentaire à lui tout seul !

« Mange tes légumes ! » Qui n'a pas entendu cette injonction lorsqu'il était enfant ? Pas de quoi donner envie d'y goûter, n'est-ce pas ? C'est dans la seconde moitié du XXe siècle que l'augmentation de la production de la viande a favorisé la diminution de la part des légumes dans notre assiette. Pourquoi a-t-on délaissé cette merveilleuse nourriture d'origine végétale ? On peut déjà imaginer que les conclusions erronées sur l'absence de protéines dans les légumes aient pu appuyer les raisons du rejet de cette famille de nutriments. Et pourtant, comme nous le verrons dans les pages suivantes, d'autres découvertes sur la nutrition ont été faites depuis lors et le postulat sur les protéines végétales et animales n'a jamais été juste. Les légumes méritent de retrouver une place souveraine sur les étals et dans nos plats quotidiens !

Pour mieux vous y retrouver et pour remettre les légumes à l'honneur, nous pouvons distinguer – comme pour la viande et le fromage – des familles d'aliments.

Les salades : laitue, mâche, romaine, scarole, pain de sucre, endives.

Les légumes tiges : poireau, asperge, chou-rave, pousses de bambou.

Les légumes fleurs : artichaut, chou-fleur, brocoli, câpres.

Les légumes racines : betterave, carotte, navet, radis, salsifis.

Les bulbes : ail, échalote, oignon.

Les légumes secs (graines) : fèves, lentilles, petits pois, haricots secs, pois chiches, soja.

Les légumes-fruits (consommés en tant que légumes mais qui sont, d'un point de vue botanique, des fruits) : concombre, tomate, cornichon, courge, melon, olive, pastèque, poivron, piment, avocat.

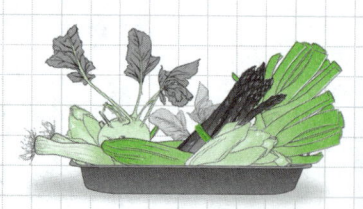

Les fines herbes (condiments) : persil, ciboulette, estragon, basilic, coriandre, cerfeuil, laurier.

Les tubercules (légumes riches en fécules, donc définis en tant que « féculents ») : patate douce, pomme de terre, topinambour, manioc, igname.

Les légumes feuilles : céleri, chou, épinard, fenouil, oseille, rhubarbe.

Les feuilles vertes (celles-ci devraient constituer une nouvelle famille de produits de par leurs qualités nutritionnelles exceptionnelles qui s'apparentent en partie aux légumes feuilles) : chou kale, épinard, salade pain de sucre, romaine, céleri-branche, betterave (feuilles), fenouil (tiges).

Les plantes sauvages : pourpier, chénopode, pissenlit, ortie, plantain, égopode…

Une abondance de protéines

On entend souvent dire que les protéines animales sont nettement supérieures aux protéines végétales. Mais qu'en est-il vraiment ?

Que sont les protéines ?

Elles sont constituées d'acides aminés qui sont essentiels à la vie des cellules et agissent comme des briques assurant l'architecture de chacune d'entre elles.

Il existe 20 acides aminés dont 8 essentiels (isoleucine, leucine, lysine, méthionine, phénylalanine, thréonine, tryptophane et valine). Ceux-ci ne peuvent pas être produits par l'organisme et doivent être fournis par l'alimentation. Chaque acide aminé est utilisé par l'organisme pour une fonction propre à un groupe de cellules. Pour être employés efficacement, ils doivent se trouver dans des proportions à peu près équivalentes. Les protéines sont ainsi équilibrées.

On a depuis longtemps constaté que les protéines de la viande, du fromage, des œufs, du poisson et des laitages sont équilibrées en acides aminés essentiels. Seulement, ces protéines demandent beaucoup plus d'énergie au corps pour être converties en protéines utilisables.

Les protéines les plus facilement assimilables viendraient en fait des feuilles vert foncé…

Les protéines vertes sont faites pour nous !

Depuis le Moyen Âge, les produits animaux – la viande en particulier – ont été survalorisés par rapport aux végétaux et sont devenus un « symbole de richesse ». Si on est riche, on mange de la viande, tandis que si on est pauvre, on mange plutôt des légumes… Ajoutez à cela certaines recommandations officielles – mais erronées – qui émirent l'idée il y a quelques décennies que si l'on ne mange pas de viande, on est systématiquement carencé en protéines ! Les temps changent, heureusement, et de nouvelles études en nutrition prouvent le contraire !

En 1981, l'équipe du Pr Coste, de l'Institut national agronomique, publia des travaux sur l'extraction des protéines foliaires pour nourrir les animaux, fondés sur une étude parue en 1733, du chimiste français Guillaume-François Rouelle sur les fécules des plantes. Cette étude démontre que les protéines existant dans les parties vertes (chlorophylliennes) des végétaux sont parfaitement équilibrées en acides aminés essentiels, contrairement aux protéines des organes de réserve que sont les céréales et les légumineuses. En clair, alors que les céréales se montrent déficientes en lysine et les légumineuses déficientes en méthionine, les protéines des feuilles vertes des plantes sont parfaitement équilibrées. Une aubaine pour tous les vegan, végétariens, flexitariens et crudivores ! Mais, bien avant encore, au printemps 1952, le Dr Rose, aux États-Unis, publiait ses recherches sur les protéines dans le *Journal of Biological Chemistry* et confirmait que les végétaux possèdent intrinsèquement tous les acides aminés nécessaires à la construction et au maintien d'un corps humain en bonne santé.

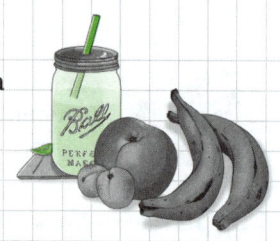

Selon François Couplan, célèbre botaniste et chercheur sur les végétaux et les plantes, les plantes sauvages, qui poussent d'elles-mêmes aux endroits qui leur conviennent le mieux, présentent des taux de protéines étonnants et sont mieux à même de nous fournir notre dose de protéines au quotidien !

Les protéines vertes des plantes sauvages (selon François Couplan, *Guide nutritionnel des plantes sauvages et cultivées*, éd. Delachaux et Niestlé, 2011) :

Plante sauvage	Protéines (en g pour 100 g)
Amarante livide	8,1 g
Luzerne polymorphe	7,7 g
Chénopode des murs	6,3 g
Mauve sylvestre	5,6 g
Chénopode bon-Henri	5,3 g
Armoise	5,2 g
Menthe sylvestre	4,6 g
Fenouil	4,2 g
Pissenlit	3,5 g

Les besoins en protéines estimés quotidiennement sont de 46 g pour une femme adulte et 56 g pour un homme.

Une alimentation alcaline par excellence

Si vous mangez de la viande en quantité, des biscuits et des pâtes régulièrement et adorez les sodas, il y a de grandes chances que votre terrain soit trop acide !

Pour le savoir, vous pouvez tester vous-même votre pH urinaire avec des papiers indicateurs (en pharmacie), à vérifier plusieurs fois dans la journée (le matin, le pH est plus acide). Cependant, pour avoir une estimation juste, il est recommandé de faire une prise de sang et des analyses d'urine et de salive.

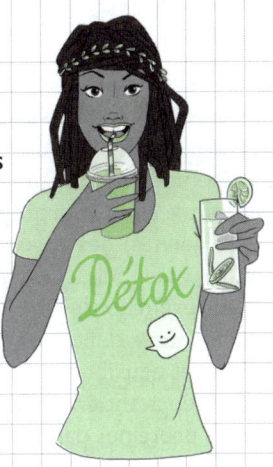

pH 7, la clé de l'équilibre !

Tout notre organisme baigne dans un certain nombre de liquides (sang, lymphe, salive, sérum cellulaire, etc.), et pour être en bonne santé, ces liquides doivent être en équilibre : ni trop acide ni trop alcalin, leur pH idéal se situant entre 7 et 7,4. Notre organisme produit naturellement des acides lors de la digestion (acide gastrique) ou d'efforts physiques (acide lactique), mais les reins et les poumons savent les éliminer. Cependant, lorsque la nourriture est inadéquate ou encore le stress trop abondant, le pH se déséquilibre. Heureusement, une grande partie de notre alimentation alcalinise naturellement notre corps. Tout cela fonctionne parfaitement à condition de ne pas saturer l'organisme en « acides » (par exemple, en mangeant en grandes quantités des viandes, charcuteries, fromages, yaourts). Les aliments qui alcalinisent notre organisme sont avant tout les légumes, sauf l'oseille, la rhubarbe et le cresson, qui sont acidifiants. Quant aux fruits, la pomme mûre, la papaye, la banane sont alcalinisantes, mais attention à certains autres fruits souvent trop acides (fraises, framboises, oranges, ananas) consommés en trop grande quantité.

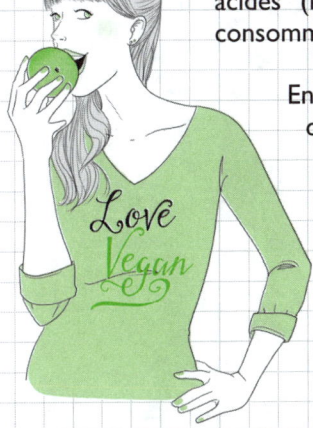

En 1931, le Dr Otto Warburg obtint le prix Nobel pour avoir démontré que lorsque les cellules vivent en anaérobie (sans oxygène), le milieu devient acide et les cellules cancéreuses se développent. Victoria Boutenko indique dans son livre *Green for Life*, que, pour conserver un pH équilibré, il est indispensable de consommer, chaque jour, une très large quantité de feuilles vertes, au minimum 500 g. Nous pouvons donc souhaiter la bienvenue aux green smoothies, si riches en feuilles vertes, puisqu'ils vont abondamment alcaliniser notre organisme !

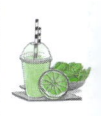

Une source de chlorophylle ultra bienfaisante

La chlorophylle est aussi importante que le soleil. C'est un peu de l'énergie solaire liquéfiée, comme le souligne encore Victoria Boutenko !

Aucune vie ne serait possible sans soleil ni chlorophylle. La molécule de chlorophylle est très similaire à la molécule d'hème, ou hémoglobine, de notre sang humain. La chlorophylle fait un travail de nettoyage remarquable dans notre organisme, se chargeant même de détruire des bactéries indésirables, des champignons, des cellules cancéreuses et d'autres encore. La chlorophylle a été de tout temps utilisée. Par conséquent, plus vous consommerez de chlorophylle, plus votre flore intestinale s'améliorera ainsi que l'ensemble de votre santé. Quel meilleur moyen de consommer beaucoup de feuilles vertes et de se régaler que de les boire sous forme de green smoothies ? Il ne vous reste plus qu'à les essayer !

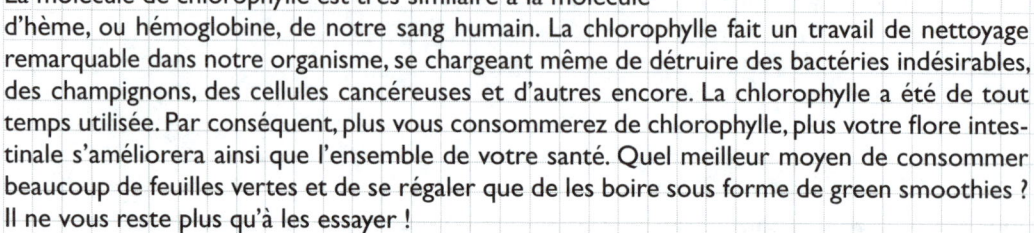

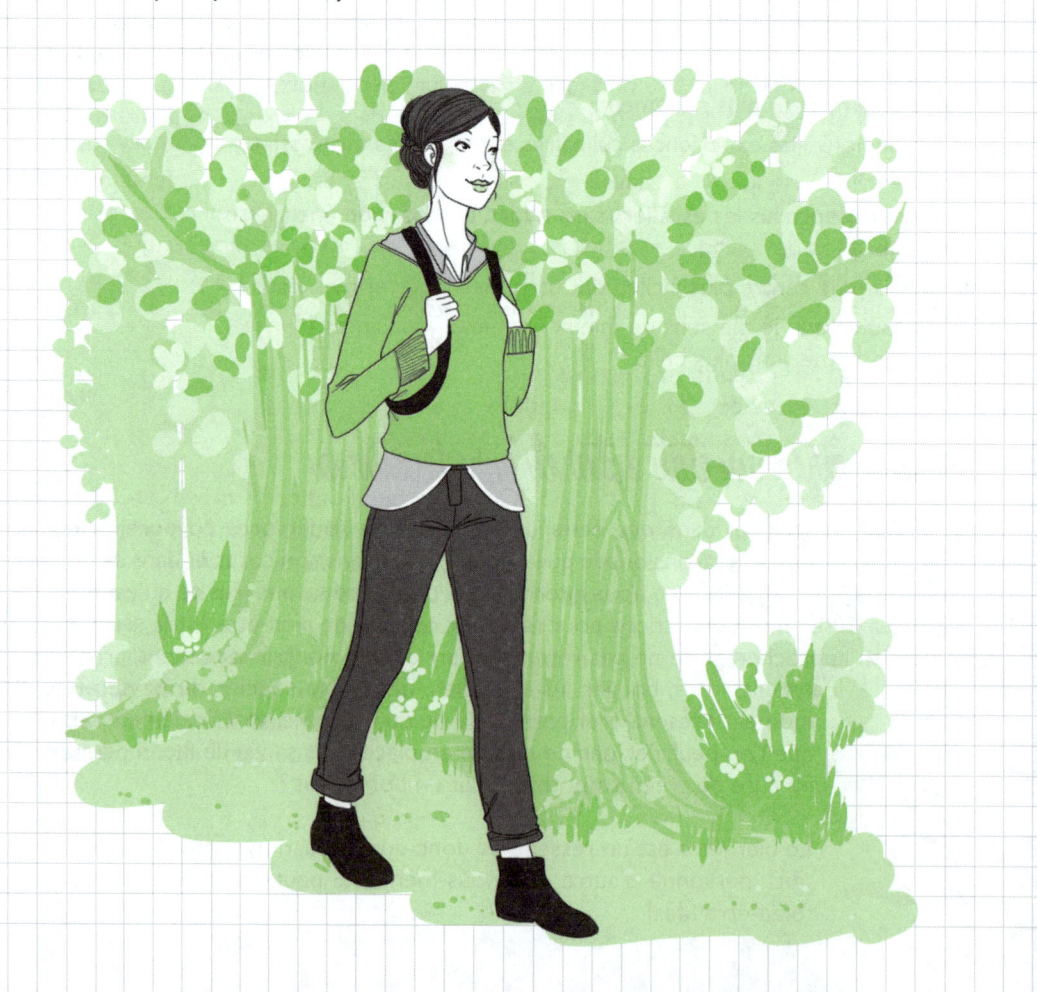

Je me sens bien et j'aime ça !

Avez-vous déjà réfléchi aux raisons qui vous rendent belle de l'intérieur, sans passer par des tas de subterfuges cosmétiques ? Elles sont nombreuses, mais ont toutes en commun ce petit quelque chose qui allège et fait se sentir mieux : l'amour bien sûr, l'estime de soi et la confiance, le bien-être, l'activité physique et la nourriture saine…
De fait, les green smoothies et autres boissons vertes ont un réel impact sur notre organisme, et nous apportent un tel bien-être qu'en les consommant régulièrement, on se sent plus en forme, plus dynamique, plus sûre de soi, plus heureuse et plus belle…

Oui, les green smoothies nous apportent tout cela et bien plus encore !

- ✓ Je renoue avec le monde végétal, je me sens plus proche de la nature.
- ✓ Je redécouvre la richesse et la diversité des aliments sur les étals des maraîchers.
- ✓ J'essaie de manger plus sainement.
- ✓ Je fais de nouvelles expériences culinaires et je repense mon assiette quotidienne.
- ✓ Je monte désormais les escaliers sans effort, je sens mon énergie se décupler !
- ✓ Je mincis et je rentre plus facilement dans mes jupes et mes jeans !
- ✓ C'est fou ce que je me sens de mieux en mieux jour après jour, je rayonne, je me sens plus belle !

Le bien-être, un état naturel à redécouvrir

Nous vivons aujourd'hui dans des états de stress et de souffrances corporelles qui nous semblent être la norme et avons oublié que se sentir bien dans son corps et dans sa tête est un état naturel et normal ! Nous ne nous interrogeons plus et ne savons plus ce qu'est le véritable bien-être. La mise en place d'actions pour ressentir cet état de bien-être est la seule et unique façon de s'en approcher et de ne pas revenir en arrière. Se nourrir sainement, privilégier les aliments crus, bouger au quotidien, ne pas se soucier du passé et vivre le moment présent, bref, prendre la vie du bon côté, sont finalement des choses que l'on peut décider de mettre en place dans sa vie de façon pérenne. Et si une cure de green smoothies était un bon début ?

Le bien-être est un ressenti et donc une évaluation personnelle. Autrement dit : personne d'autre que nous-même ne peut déterminer notre état de bien-être idéal.

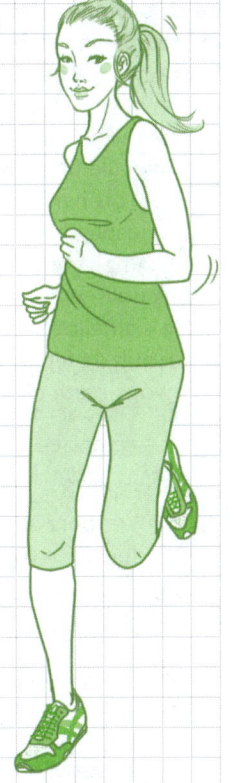

Le sport, l'élément clé du bien-être

Le mouvement, c'est la vie ! Le poète latin Juvénal prônait déjà, au IIe siècle, « un esprit sain dans un corps sain ». Il pensait que pour conserver son équilibre, il fallait pratiquer à la fois des activités physiques et intellectuelles. Depuis toujours, l'homme a accompli des exploits physiques et sportifs avec son corps. Nous sommes dotés d'un organisme qui est fait pour bouger. Au cours des siècles, nous nous sommes sédentarisés au point de ne plus faire que quelques pas par jour ! Trois heures de sport par semaine sont le minimum pour avoir de réels effets sur la santé.

Il ne vous reste donc plus qu'à chausser vos baskets, et pas de panique, commencez par pratiquer des mouvements simples, doux et bienfaisants.

10 bonnes raisons de se mettre au sport !

1. Le sport réduit la masse graisseuse quand il est associé à un régime adapté, et la remplace par de la masse musculaire. Vous allez enfin vous affiner !
2. Il permet de redécouvrir son corps, de mieux le connaître et de mieux l'aimer !
3. Le sport améliore la qualité du sommeil, et ce n'est pas négligeable quand on lutte contre les nuits trop courtes !
4. Il lutte efficacement contre le stress et la dépression. Fini, la déprime !
5. Il renforce le système immunitaire et protège des maladies chroniques.
6. Il augmente la capacité de travail : entrecouper sa journée de travail par une marche à pied ou se rendre à un cours de gym ou de natation permet d'être nettement plus efficace de retour au bureau. C'est votre boss qui va être ravi !
7. Il combat l'anxiété. Au bout de 15 à 30 minutes d'effort soutenu, l'organisme commence à libérer des hormones comme les endorphines et la dopamine. Les muscles se relâchent et une sensation de plénitude nous envahit. Le nirvana !
8. Grâce à l'activité physique, la fabrication d'endorphines peut être augmentée jusqu'à cinq fois par rapport à la quantité normale. Ce sont les mêmes endorphines que l'on retrouve après l'acte sexuel. D'où plus de plaisir quand on est accro au sport !
9. Il renforce aussi l'estime de soi et permet de renouer avec les autres, de rencontrer de nouveaux amis. Adieu, la solitude !
10. Enfin, selon l'Inserm (Institut national de la santé et de la recherche médicale), le sport réduirait de 15 à 20 % les risques de développer un cancer du sein.

Les activités physiques en vogue

À chaque saison, son lot de nouvelles activités sportives toujours plus inventives, plus fun, plus étonnantes !

Parmi les dernières nouveautés, les activités dont on devient rapidement accro…

- **La zumba step :** les chorégraphies se font sur et autour d'une petite marche et augmentent ainsi la fréquence cardiaque.
- **La danse-thérapie :** une danse qui a pour but la libre expression de soi et de ses émotions et non l'apprentissage d'une technique, comme dans le tango ou la valse. Complètement libérateur !
- **L'aquacombat :** le ring se trouve dans l'eau et celle-ci est la seule adversaire. Véritable massage du corps, le stress s'évacue totalement.
- **Le R'lace® :** on réalise des pas de danse simples avec une corde d'environ un mètre, le fitlace. Ludique et physique.

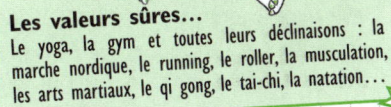

> **Les valeurs sûres…**
> Le yoga, la gym et toutes leurs déclinaisons : la marche nordique, le running, le roller, la musculation, les arts martiaux, le qi gong, le tai-chi, la natation…

Les activités les plus prisées pour mincir et se tonifier…

- **Le stand-up paddle :** il est très complémentaire du surf et consiste à ramer debout sur une grande et large planche, style surf, avec une pagaie. Une bonne manière de rester en forme.
- **Le yoga paddle :** plus récent, il vise à renforcer davantage les muscles profonds en faisant du yoga sur une planche, en raison de la recherche d'équilibre permanent, en plus d'apaiser le psychisme au contact de la nature et de l'eau.
- **Le wutao :** *wu* (prononcé « wou ») pour « danse » ou « éveil » et *tao* pour « la voie ». Imprégné de philosophie taoïste, le wutao, création contemporaine, est né du métissage de différentes techniques comme le qi gong, le tai-chi, le yoga, la bioénergie… Les mouvements, amples et spiralés, suivent l'ondulation de la colonne vertébrale et tentent de laisser apparaître toute notre dimension énergétique et artistique. Une pratique en phase avec nos besoins actuels où il est nécessaire de retourner à l'essentiel.
- **Le run and bike :** le principe est d'alterner course à pied et VTT. Le run and bike se pratique en équipe lors de raids nature.
- **Le waterbike ou aquabiking :** c'est le sport tendance ouvert à tous les niveaux et à tout le monde. Doux pour vos articulations, il est sans pitié pour votre cellulite et vos abdos. Pédalez dans l'eau, sculptez vos jambes et affinez votre silhouette sans douleur.

Ma check-list à suivre avant de démarrer

✓ Choisissez une discipline qui vous plaît, qui va coller à votre emploi du temps et que vous pourrez suivre facilement : c'est vraiment essentiel ! Ensuite, lancez-vous ! Dites-vous que tout sportif a bien débuté un jour.

✓ Investissez dans un équipement adapté. Les chaussures et autres accessoires sont des éléments importants. Faites-vous conseiller.

✓ Restez motivée. Pour cela, il est bon d'avoir un objectif en tête, qu'il soit physique ou non. L'on n'est jamais autant motivé que lorsque l'on sait où l'on veut aller. Et, dans la plupart des cas, il est souvent plus facile de pratiquer avec un ou une ami(e).

✓ Ayez bien en tête qu'un seul entraînement ne suffira pas pour sentir tous les bienfaits d'une activité physique et en voir les bénéfices. Sachez donc être patiente et indulgente envers vous-même. Les résultats viendront avec de la pratique et de la régularité !

« Croquer la vie » pour se sentir bien

Lorsqu'on sent son corps vibrer de santé, de joie et de vie, on croque dans la vie à pleines dents. Sortir avec les gens que l'on aime, écouter de la musique, s'offrir un massage, marcher et respirer en pleine nature, veiller à ce que l'on mange, avoir des objectifs enthousiasmants, voyager, satisfaire ses passions, travailler en faisant ce que l'on aime… tout cela mène à un sentiment d'harmonie intérieure et nous rend heureux. Alors, allez-y, faites-vous du bien : croquez dans la vie !

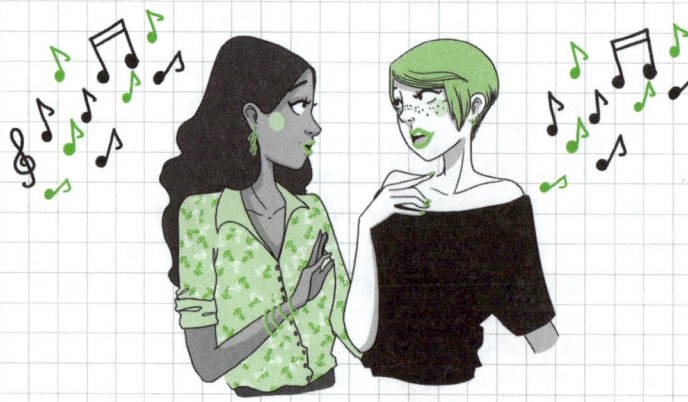

Chapitre 3

Les green smoothies et jus verts, en pratique

Maintenant rien ne peut plus vous retenir, vous êtes vraiment motivée ! Vous avez compris les effets bienfaisants des green smoothies et autres jus verts, et n'avez plus qu'à réunir ce dont vous avez besoin pour vous lancer dans la confection quotidienne de ces boissons magiques. Il vous faut à présent décider quels matériels utiliser, et bien sûr faire votre liste de courses de produits : légumes, fruits et autres ingrédients recommandés. Vous allez aussi découvrir dans ce chapitre en combien de temps vous pouvez réaliser vos green smoothies, comment les conserver, et à quel moment les boire pour profiter au maximum de tous leurs bienfaits…

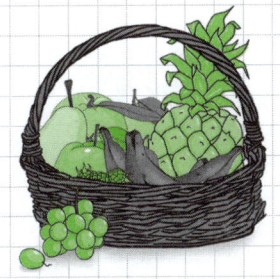

Rassurez-vous, cela reste simple et facile à faire. Finalement, une fois que vous aurez compris comment utiliser un bon blender et les produits adéquats, vous réussirez en un tour de main toutes vos préparations ! Découvrons ensemble quelques grandes règles d'or à respecter.

Et maintenant, comment je m'y prends ?

Pour réaliser des **green smoothies**, vous aurez besoin d'un **blender**. Pour faire des **jus verts**, c'est un **extracteur de jus** qui est recommandé. Ceci est une première grande distinction à bien saisir. On ne prépare pas un jus avec un blender ni un smoothie avec un extracteur ! Le blender conserve en effet toutes les fibres, donc tous les fruits et légumes entiers, tandis que l'extracteur presse le jus des fruits et des légumes, et sépare donc le jus des fibres.

Le blender : comment le choisir ?

Un blender est constitué d'un bol vertical équipé à la base de deux ou trois lames, disposées verticalement. Ces lames ont un mouvement d'entraînement qui va mélanger et réduire en purée, par un effet de vortex, l'ensemble des aliments déposés dans le bol. Les modèles sur le marché sont très nombreux. Bol en verre ou en plastique, moteur plus ou moins puissant, capacité importante ou moindre… pas facile de s'y retrouver, sans compter l'esthétique qui peut aussi jouer son rôle !

Si vous souhaitez que les green smoothies fassent désormais partie de votre vie, je vous conseille de faire d'emblée le bon achat ! Posez des questions sur les forums en ligne dédiés à ce genre de matériel, renseignez-vous auprès de vos copines qui s'y sont déjà mises…

Les textures, par exemple, vont vraiment se différencier selon la qualité de l'appareil. La capacité du bol a aussi son importance : plus il est grand, plus vous pourrez faire d'importantes quantités de smoothie.

Côté budget : on trouve des blenders à tous les prix, mais, vous l'avez saisi, ne lésinez pas sur la qualité, votre matériel tiendra d'autant plus longtemps !

L'extracteur de jus : comment le choisir ?

Ne confondez pas « extracteur » et « centrifugeuse ». Les deux produits sont très différents même si leur but est identique : faire des jus.

L'extracteur de jus se caractérise par sa technologie de pointe : il se compose d'une vis sans fin qui est lisse et tourne très lentement. De par son mouvement lent et doux, la vis « triture » les aliments sans les abîmer et extrait petit à petit le jus sans jamais le chauffer : c'est un procédé qui ne détruit pas les nutriments contenus dans les aliments. L'ensemble est constitué de telle façon qu'il y a très peu de fibres rejetées. Les déchets cellulosiques sont donc réduits au minimum. Un extracteur de jus conserve bien davantage les vitamines, minéraux et les enzymes des fruits et légumes qu'une centrifugeuse.

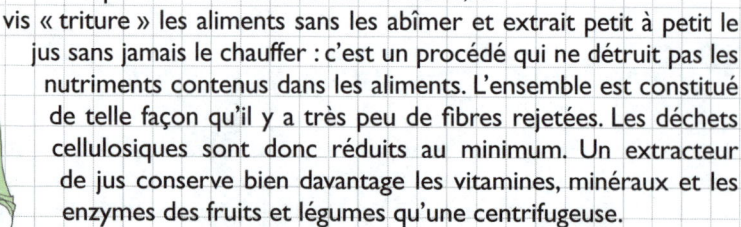

Une centrifugeuse est appareillée de petites lames qui arrachent les fibres des aliments, en les abîmant. De surcroît, l'appareil génère beaucoup de chaleur, ce qui détruit au passage les nutriments. Les déchets cellulosiques sont beaucoup plus importants et, de fait, le jus est beaucoup plus clair. Non seulement il est moins nutritif, mais il est également moins goûteux.

Autre élément important : la centrifugeuse requiert un long temps de nettoyage. Pas très pratique lorsqu'on veut préparer son jus vert le matin, juste avant de partir travailler…

Comme pour les blenders, il existe maintenant de nombreux extracteurs. Une forme horizontale ou verticale, avec une ou deux vis, un temps de lavage plus ou moins rapide, un moteur plus ou moins puissant… autant de critères qui différencient les extracteurs actuellement en vente. N'hésitez pas à vous renseigner sur les sites, auprès de vos amis, sur des salons et auprès de professionnels sérieux et compétents en la matière.

Côté budget : comptez entre 250 et 500 euros selon le modèle choisi.

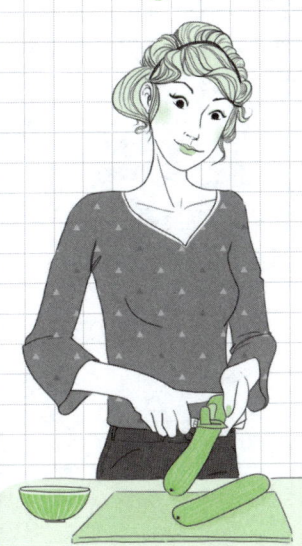

> Si vous n'avez pas les moyens de vous procurer un extracteur ni même une centrifugeuse, vous pouvez toujours mixer vos fruits et légumes, puis les passer dans un tamis ou une étamine et en récupérer le jus. Ce sera déjà un bon début !

Autre petit équipement indispensable

- **Une planche à découper** pour préparer les fruits et légumes avant de les déposer dans le blender ou l'extracteur.
- **Un bon couteau d'office et un économe** pour peler les fruits et légumes si nécessaire.
- **Une brosse à légumes** pour les carottes, courgettes, concombres, betteraves rouges, racines de gingembre, etc.
- **Une brosse à vaisselle** pour nettoyer le bol du blender ou les filtres de l'extracteur. Il est important d'être minutieux sur le nettoyage.

> Si les fruits et légumes que vous utilisez sont bio, nul besoin de les peler (sauf exception) : un gain de temps assuré !

Les ingrédients d'un green smoothie
La formule de base

Cette formule toute simple, mais révolutionnaire, a été créée par Victoria Boutenko (voir p. 19) en 2004 et a déjà fait le tour de la planète… Pour confectionner un green smoothie, vous aurez besoin…

- **D'une banane** pour lier et sucrer la boisson.
- **D'eau** de bonne qualité pour allonger la préparation, car le smoothie n'est pas une purée mais une

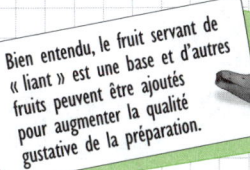

> Bien entendu, le fruit servant de « liant » est une base et d'autres fruits peuvent être ajoutés pour augmenter la qualité gustative de la préparation.

préparation liquide et dense à la fois, d'où l'importance de la texture apportée par la banane ou tout autre fruit à effet « liant » (avocat ou mangue par exemple).
- **De feuilles vertes** pour leurs vertus nutritives et thérapeutiques : au minimum 40 % dans la formule de base. Sont préconisés : les épinards, les salades très vertes (scarole, frisée, pain de sucre, batavia, mâche, roquette), les tiges de céleri, les feuilles de betterave, de radis ou de moutarde, le brocoli, le persil et les autres herbes aromatiques.

Les super-aliments qui donnent un petit +

Notez que ces ingrédients augmenteront les bienfaits nutritifs de vos smoothies, mais qu'ils ne sont pas obligatoires…

Aux pouvoirs tonifiants et/ou nourrissants : la spiruline, le camu-camu, les poudres d'herbes vertes comme l'herbe de blé, l'açaï, le pollen frais, le moringa, l'aloe vera, les épices (cannelle, curcuma, piment de Cayenne), le gingembre, les baies de goji.

Aux pouvoirs sucrants : la stévia, le sucre de bouleau, le sirop d'agave, le sirop d'érable, le lait de riz, l'eau de coco, les fruits secs.

Aux pouvoirs stimulants : le guarana, le cacao cru en poudre.

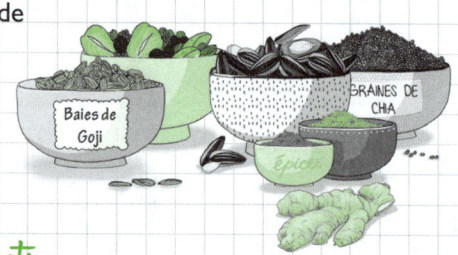

Les apports nutritionnels des différents aliments

Les fruits ou assimilés	Leurs propriétés
Ananas	Riche en enzymes, facilite la digestion.
Avocat	Le plein de bons gras pour la santé cardio-vasculaire.
Banane	Contient du tryptophane, protéine reconvertie en sérotonine par le corps qui est un excellent relaxant naturel. Riche en potassium qui agit sur le système nerveux.
Citron	Draineur hépatique, alcalinisant, purificateur du foie.
Kiwi	Très tonifiant grâce à sa richesse en vitamine C.
Melon	Riche en potassium, très diurétique, bon pour les reins. Antioxydant intéressant qui protège la peau, allié idéal pour obtenir un joli teint.
Fruits rouges	Antioxydants. Soulagent le système veineux.
Pêche	Dépurative, diurétique, participe à la bonne hygiène intestinale, lutte contre les maladies cardio-vasculaires.

Les fruits ou assimilés	Leurs propriétés
Pomme	Riche en fibres, en minéraux et en vitamines, c'est l'allié santé. Riche en pectine, elle est bonne pour la ligne et la digestion.
Raisin	Nettoyant du sang, détoxifiant et revitalisant. Mais attention à l'utiliser en petite quantité, car il est très sucré.
Tomate	Riche en lycopène, puissant antioxydant. La tomate est aussi un draineur du foie, mais attention, à consommer uniquement en pleine saison et en petite quantité, car elle est acide.

Les légumes	Leurs propriétés
Betterave	Anti-anémique, reminéralisante, aiderait à la reconstitution du système sanguin.
Céleri-branche	Très riche en minéraux, très alcalinisant, draineur et diurétique.
Carotte	Très riche en bêta-carotène, bon antioxydant. Purifiant des intestins. Bon pour la peau.
Concombre	Allié minceur car composé à 95 % d'eau. Sa haute teneur en magnésium, en potassium et en fibres régule la tension artérielle.
Chou kale ou plume	Riche en lutéine et en zéaxanthine, des caroténoïdes qui protègent de la dégénérescence maculaire, riche en vitamine C, en calcium et en protéines.
Courgette	Contient de la rutine et du potassium qui favorisent une bonne tension artérielle.
Fenouil	Diurétique, drainant, lutte contre les troubles digestifs.
Poivron rouge	Riche en pigments, il augmente la résistance des capillaires sanguins.
Radis	Antioxydant et diurétique, mais piquant.
Épinard	Puissant antioxydant qui participe à la santé des yeux. Drainant grâce à sa richesse en chlorophylle.

Les aromates	Leurs propriétés
Basilic	Réputé pour ses vertus digestives et antispasmodiques. Antioxydant.
Coriandre	Bénéfique sur tout l'appareil digestif. Combat l'anxiété.
Persil	Nettoie et oxygène le sang et les organes.

Les oléagineux	Leurs propriétés
Amande	Riche en magnésium et protéines.
Noisette	Riche en vitamine E.
Noix	Riche en oméga-3.

Les condiments	Leurs propriétés
Ail	Fluidifiant sanguin, tonifiant, reminéralisant, antiseptique, anti-inflammatoire.
Gingembre	Facilite la digestion, anti-inflammatoire, revitalisant.

Quel est le temps de préparation ?

Pour les green smoothies, la préparation est très rapide. Lavez les fruits et légumes et déposez-les grossièrement coupés dans le bol du blender. Ajoutez de l'eau, puis mixez ! Versez dans un grand verre, c'est prêt en moins de 5 minutes ! Comptez ensuite 1 minute de lavage du bol, que vous laisserez sécher sur le bord de l'évier.
Total : 6 minutes.

Astuce : lorsque vous rentrez des courses, vous pouvez laver tous vos fruits et légumes, puis les déposer dans un bac bien propre au réfrigérateur. Ainsi, ils seront prêts pour réaliser vos smoothies ou vos jus.

Pour les jus verts : après avoir lavé les légumes, vous n'avez plus qu'à les couper en petits morceaux, de la taille de l'orifice de la pièce de l'extracteur, afin de les laisser glisser jusqu'à la vis en mouvement. Pour un grand verre de 25 cl de jus, il faut 3 à 5 minutes environ. Versez ensuite le jus dans un grand verre. Le temps de nettoyage et de déblayage des déchets cellulosiques est d'environ 3 minutes.
Total : 8 à 10 minutes.

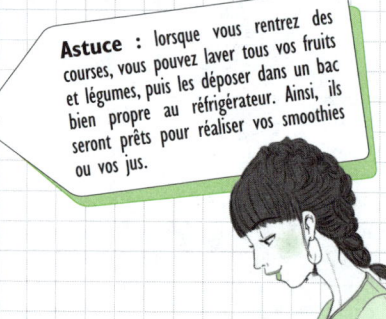

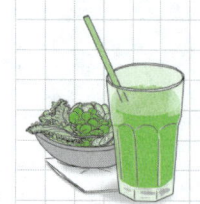

Combien de temps conserver mes jus et smoothies ?

Pour les green smoothies : l'idéal est de consommer votre préparation dès qu'elle vient d'être préparée. Comme les fibres sont conservées, celles-ci ralentissent aussi le processus d'oxydation. Donc, bonne nouvelle, vous pouvez vous préparer un green smoothie et le boire plus tard au travail, dans votre voiture, dans le bus ou après le sport, jusqu'à 4 heures après l'avoir préparé. Ensuite, les fibres se désolidarisent et l'ensemble est moins goûteux, sans compter sur le début d'oxydation des aliments. On bénéficie alors de moins en moins des vitamines et nutriments…

Pour les jus verts : ils sont à consommer dans les 20 minutes suivant leur préparation, car les jus s'oxydent très vite après extraction. Si vous devez les garder un moment, il est important de les placer au réfrigérateur.

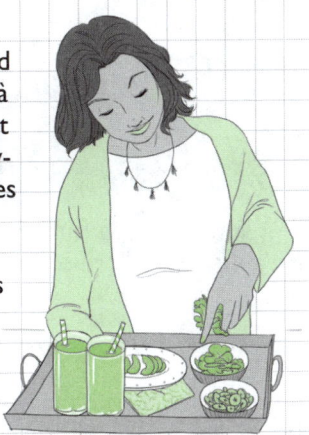

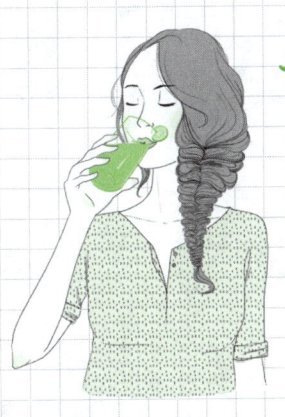

À quel moment j'en consomme ?

Pour les green smoothies : à tout moment ! Les green smoothies sont vraiment idéals au petit déjeuner : ils sont goûteux, riches en nutriments et apportent donc une sensation de satiété immédiate, d'autant plus si on leur ajoute quelques aliments plus nourrissants, des noix, de la spiruline ou du pollen frais, par exemple. Ils peuvent aussi se consommer lors de la pause de 11 heures ou de 16 heures : effet anti-coup de pompe garanti ! Salés, ils complètent parfaitement le repas de midi ou du soir et, les jours de rush, un seul green smoothie bien boosté pourra faire l'affaire au déjeuner !

Pour les jus verts : ils ne comportent plus de fibres, et doivent donc être consommés en dehors des repas, 20 minutes avant ou 2 heures après, en fonction de ce que vous aurez effectivement consommé. Ils sont parfaits au petit déjeuner, apportant aux cellules le bon carburant pour démarrer la journée. Ils seront très agréables en apéritif à midi. On peut aussi les boire lorsque la fatigue en fin de journée se fait sentir, vers 17 heures. Le soir, ils pourront être très énergétiques… À vous de tester ce qui vous convient le mieux !

Sachez que certains modèles de blenders proposent un bol qui fait office de verre à boire (= blender nomade !). Super pratique et encore plus rapide !

LES GREEN SMOOTHIES ET JUS VERTS, EN PRATIQUE

Les 10 commandements pour réussir vos smoothies et jus verts

1. À la qualité et à la fraîcheur des fruits et légumes tu penseras !

C'est la formule gagnante pour déguster un green smoothie topissime, et le prix à payer pour être au top de la forme, version green !

2. Du vert tu abuseras !

Le vert, on l'a compris, fait partie des meilleures nourritures sur la planète, grâce à la chlorophylle aux vertus guérisseuses ! Plus on consommera de chlorophylle, mieux sera l'état de notre flore intestinale, et d'une façon générale de notre santé. De nombreux écrits scientifiques démontrent que la prise de chlorophylle améliore à peu près toutes les maladies.

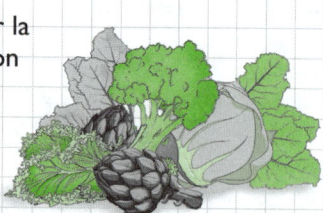

3. Sur le sucre tu seras très modérée

Dans les green smoothies, il est bon de se contenter du sucre naturel des fruits et des légumes sans en rajouter d'autres ! Les noix, le pollen frais, la spiruline, etc., apportent des goûts nouveaux qui aideront à diminuer les envies de sucre.

4. De l'eau faiblement minéralisée tu utiliseras

Spécialiste mondial en matière de minéraux, le Pr Henri Schroeder affirme que nous ne pouvons pas assimiler plus de 1 % des minéraux contenus dans l'eau que nous buvons. D'autres prétendent que nous ne pouvons en assimiler aucun, car ces minéraux ne se trouvent pas sous la forme organique. Seule l'alimentation apporte les minéraux et oligoéléments sous une forme organique appropriée. D'où l'importance de boire une eau faiblement minéralisée.

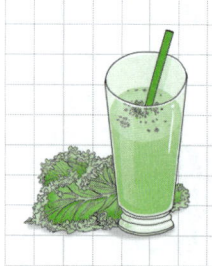

5. Des suppléments tonifiants et nourrissants tu ajouteras

Spiruline, pollen frais, maca, aloe vera, baies de goji, graines, etc., apporteront un surplus énergétique à votre green smoothie. S'il remplace un repas (comme votre petit déjeuner), ces suppléments vous permettront de vous sentir rassasiée plusieurs heures. Que vous alliez faire du sport, partiez au travail ou que vous ayez prévu une journée shopping, vous serez pleine d'énergie, efficace et productive !

6. De 50 cl à 1 litre chaque jour tu consommeras

Un demi-litre de green smoothie ou de jus vert au quotidien est la dose minimale pour en ressentir les bienfaits et gagner en vitalité et en santé. Vous pouvez démarrer par un quart de litre, puis changer vos habitudes en fonction de votre organisation, de vos achats, etc., mais n'attendez pas de miracles avec ces quantités. Ainsi, veillez à augmenter la dose au fur et à mesure !

7. La régularité sera ton mantra

La régularité fait loi. Comme pour tout ce que vous entreprenez dans votre vie, il est important de maintenir les choses dans la durée pour entrevoir des résultats. Faites entrer le vert dans votre vie tous les jours !
Lorsque vous aurez installé cette routine, dès que vous changerez de rythme, vous le sentirez immédiatement : la fatigue, l'humeur maussade, la difficulté à vous bouger reviendront au galop !

8. Les smoothies sans vert tu fuiras

Eh oui, un smoothie sans feuilles vertes est simplement un concentré de sucres.
Shoot sucré = montée de la glycémie = envie d'y revenir sans arrêt… Voilà quelques malheureux effets des boissons sucrées. Alors, non, ne vous y laissez pas prendre et pensez toujours à associer smoothie et feuilles vertes. Vous ne pourrez bientôt plus vous en passer !

9. Jus verts et green smoothies durant les repas tu oublieras

Bien sûr, le green smoothie est à prendre hors des repas ou en remplacement d'un repas. Mais évitez d'accompagner une omelette ou une tarte salée d'un smoothie : non seulement la digestion risque d'être difficile, mais en plus, vous serez vite saturée.
Quant au jus vert, il est à boire en dehors des repas, sinon il ne sera pas digéré dans les meilleures conditions.

10. Au calme tu dégusteras

Pensez-y ! Il est tellement important de manger ou de boire dans de bonnes conditions, au calme, loin d'un environnement stressant. Pas toujours facile, c'est vrai, mais faites-en une règle de vie : vous digérerez beaucoup mieux et vous apprécierez ce que vous avez préparé avec attention.

43

Chapitre 4

Mes recettes de green smoothies et jus verts

Vous êtes prête ! Vous avez appris tant de choses qu'il vous tarde de vous y mettre, d'autant que vous êtes maintenant équipée d'un super blender (et/ou extracteur pour des jus verts)… Vous n'avez plus d'excuses, vous roulez pour le vert et la forme !

Vous sentez vraiment que les green smoothies (grâce à leur apport massif de feuilles vertes, source essentielle pour le corps) et les jus verts (pleins de chlorophylle) sont une solution formidable pour que votre organisme se nettoie, se régénère et récupère une énergie exceptionnelle. Entre les green smoothies pour les petits déjeuners, les jus verts pour vous redonner de l'énergie entre deux pauses, les smoothies salés pour les repas principaux, vous allez découvrir de nombreuses recettes dans ce nouveau chapitre. Heureusement, les « to eat list » vont vous aider à organiser vos achats : vous allez faire le bonheur de votre maraîcher ! Alors, passez à l'action et suivez le guide !

Green smoothies : mes recettes de base

Vous allez enfin réaliser votre premier green smoothie. Vous avez le choix entre les recettes à réaliser en un clin d'œil (voir notamment la recette de base, p. 45), avec seulement 3 ou 4 ingrédients très faciles à trouver, et les recettes ultra toniques dans lesquelles vous ajouterez un ou plusieurs super-aliments (p. 47). Et puis, si vous avez envie d'un goût salé, vous trouverez aussi quelques recettes de green smoothies salés faciles à réaliser (p. 49).

La règle principale pour faire un green smoothie est d'utiliser des feuilles vertes, de bons fruits mûrs et sucrés et une eau de bonne qualité.

Côté matériel : optez pour un bon blender. En faisant le choix de la qualité, vous donnez à vos smoothies une texture exceptionnelle qui modifie de fait son goût. Résultat : une saveur incomparable !

Vous allez démarrer avec une quantité moyenne de feuilles vertes afin de vous habituer au goût. Petit à petit, vous pouvez augmenter la quantité afin de parvenir à 40 % de feuilles vertes dans votre green smoothie et devenir une vraie « *healthy girl* » !

3 astuces pour réussir vos green smoothies

① Déposez tous les ingrédients souhaités dans le blender.

② Ajoutez dans le bol du blender la valeur d'un verre de 20 cl d'eau.

③ Mettez en marche l'appareil et mixez entre 15 et 25 secondes selon les ingrédients afin d'obtenir la bonne texture. Vous ajusterez la quantité d'eau si nécessaire en fonction de votre goût, pour un résultat épais ou plus liquide. La texture parfaite étant le juste équilibre entre les deux.

> Toutes les recettes présentées dans ce chapitre sont **pour 1 personne**. Vous voulez préparer un smoothie pour 2 ou plus ? Multipliez les quantités de chaque ingrédient.

Mes recettes basiques, faciles et économiques

Green kale
- 1 feuille de kale
- 1 banane
- 1 poire

> À décliner avec de l'ananas, de la pêche, des fruits de la Passion, à la place de la poire.

Green épinards
- 1 poignée d'épinards très frais
- ½ banane
- 2 tranches d'ananas frais et mûr

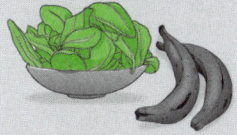

Green roquette
- ½ poignée de roquette
- 1 petite banane
- 1 poire

> Pour un goût plus tonique, rajoutez un peu de roquette et 1 c. à c. de jus de citron vert.

Green betterave
- 1 poire
- 1 pomme
- 5 noix de Grenoble
- Quelques feuilles de betterave
- 1 c. à c. de jus de citron
- ½ cm de racine de gingembre

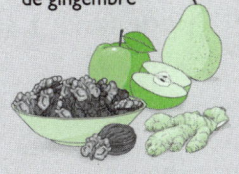

Green romaine
- 2 grandes feuilles de salade romaine
- ½ banane
- ½ mangue
- 3 fruits de la Passion

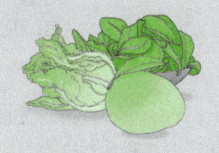

Green kale aux fruits rouges
- 1 feuille de kale
- ½ banane
- 2 c. à s. de framboises
- 2 c. à s. de myrtilles
- 6 amandes

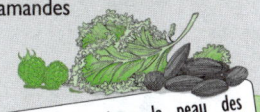

> **En option :** enlevez la peau des amandes auparavant. Pour cela, le mieux est de tremper les amandes dans de l'eau une nuit avant de les consommer. Si vous n'avez pas d'amandes, vous pouvez les remplacer par 1 c. à s. rase de purée d'amandes.

Green jeunes pousses et mangue
- 1 poignée de jeunes pousses d'épinards
- ½ banane
- 1 petite mangue
- ½ cm de racine de gingembre
- 2 c. à s. de lait de coco

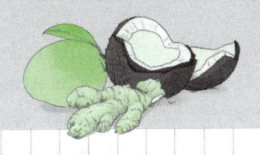

MES RECETTES DE GREEN SMOOTHIES ET JUS VERTS

Green jeunes pousses et fraises
- 1 poignée de jeunes pousses d'épinards
- 150 g de fraises
- ½ orange
- ½ banane
- 3 feuilles de menthe
- 1 c. à s. de purée d'amandes

Green persil
- ½ feuille de kale
- 2 c. à s. de persil frisé
- 1 belle tranche de pastèque
- ¼ de melon de Cavaillon
- ½ avocat

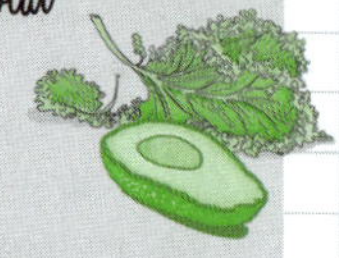

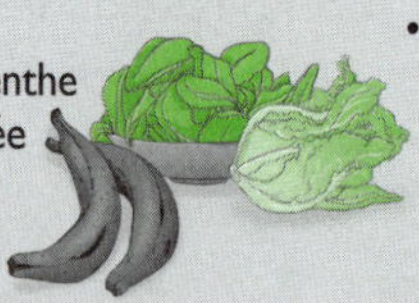

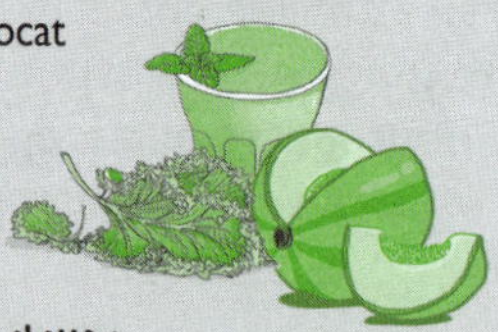

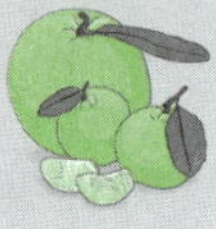

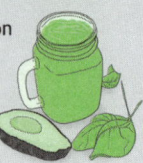

Green kale à l'avocat et au citron vert
- 1 feuille de kale
- 1 belle poire
- 1 petit avocat
- 1 c. à s. de jus de citron vert
- 3 feuilles de menthe

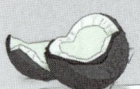

Green salade verte
- 3 ou 4 feuilles de salade bien vertes
- 150 g de fraises
- ½ poire
- ½ banane
- 1 quartier d'orange
- 4 feuilles de basilic

Green cresson
- 1 poignée de cresson
- 1 pomme
- 1 petit avocat

> Au besoin, remplacez le citron par 1 c. à s. de lait de coco.

J'achète quoi ? Ma « to eat list » spécial basiques

Ma liste d'ingrédients pour faire 1 smoothie par jour cette semaine !

- 4 feuilles de kale
- 1 belle poignée d'épinards ou de mâche
- 4 bananes
- 4 poires
- 1 orange
- 2 pommes
- 1 citron vert
- 1 citron jaune
- 1 bouquet de persil
- 1 bouquet de basilic
- 2 avocats
- 1 barquette de fraises ou 2 kakis
- 1 mangue
- 1 petite racine de gingembre

Les ingrédients secs
- 200 g d'amandes avec la peau
- Quelques noix de Grenoble

Les super-aliments
- 1 boîte de lait de coco
- 1 pot de purée d'amandes

Si vous ne les trouvez pas au rayon frais, vous pouvez stocker un sachet de fruits rouges dans votre congélateur qui vous servira facilement pour faire un green smoothie aux fruits rouges. Ne soyez pas affolée par toutes ces courses, ce que vous n'allez pas utiliser pour vos green smoothies de la semaine, vous l'intégrerez soit dans vos jus verts, soit dans vos salades composées et vous pourrez aussi croquer dans les fruits frais, c'est délicieux ! Rappelez-vous qu'en plus des green smoothies, il est important de manger chaque jour une belle quantité de légumes verts et d'autres couleurs. Vous atteindrez ainsi l'objectif « zéro restes » !

Je booste mes green smoothies

Mes recettes punchy et tendance

En option : 1 c. à c. d'açaï. C'est une petite baie violette, fruit d'un palmier d'Amazonie, vendue en poudre principalement. Elle est riche en vitamines C, K et B, en manganèse, en antioxydants et elle possède un goût délicieux ! Ses vertus énergétiques et reconstituantes sont appréciées depuis toujours par les peuples d'Amérique du Sud.

Super tonique
- 20 g de concombre
- 20 g de fenouil
- 2 feuilles de salade bien vertes
- ½ banane
- 1 petite pomme
- 1 petite poire
- 1 c. à c. de spiruline
- ¼ de c. à c. de poudre de moringa
- 3 noix de cajou

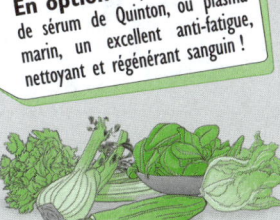

En option : ajoutez 1 c. à c. de sérum de Quinton, ou plasma marin, un excellent anti-fatigue, nettoyant et régénérant sanguin !

Le moringa provient des feuilles du *Moringa oleifera*, arbre tropical originaire d'Inde. Il serait l'une des plantes les plus riches au monde en nutriments ! Le moringa est particulièrement indiqué pour les végétariens et les personnes intolérantes au lait, du fait de sa forte teneur en protéines et en calcium.

Merveilleux pollen
- 1 feuille de blette bien tendre
- ½ pamplemousse
- 1 petite banane
- 8 noix de cajou bien fermes
- 1 belle c. à s. de pollen frais de ciste ou de châtaignier

La douceur du pollen, des noix de cajou et de la banane vient équilibrer l'acidité du pamplemousse et l'amertume de la blette. Un régal !

Douceur lavande
- 1 petite poignée de jeunes pousses d'épinards
- ½ banane
- 1 poire
- 25 cl de lait d'amandes à la place de l'eau
- 1 c. à c. de fleurs de lavande du jardin
- 1 datte medjool bien tendre ou préalablement trempée dans de l'eau

Matin d'hiver
- ½ poignée de jeunes pousses d'épinards
- 1 petite banane
- 1 kaki
- 8 noix de cajou bien fermes
- 1 c. à s. d'eau de fleur d'oranger

Bonne humeur
- 1 feuille de kale
- 1 banane
- 1 pomme moyenne
- 25 cl de lait d'amandes à la place de l'eau
- 1 c. à s. de graines germées d'alfalfa ou de trèfle
- 1 belle c. à s. de pollen frais de châtaignier ou de ciste
- 3 noix du Brésil

Plein automne
- 1 feuille de kale
- 2 c. à s. de raisins (chasselat noir, par exemple)
- ½ pomme
- ½ orange bien pelée
- 1 c. à c. de baies de goji
- 1 c. à s. de purée d'amandes

Très chanvre
- 1 feuille de kale
- 1 pomme
- 2 kiwis
- ½ avocat
- 2 c. à s. de graines de chanvre dépelliculées
- 1 c. à s. de purée d'amandes
- 1 c. à s. de graines trempées au préalable durant la nuit (tournesol, sésame ou courge, ou un mélange des trois)

Le kiwi est très rafraîchissant et contient beaucoup de vitamine C, de la vitamine K, du potassium, du cuivre et des minéraux. Il est en outre peu sucré, ce qui fait de ce smoothie une préparation allégée en sucres, très « minceur » !

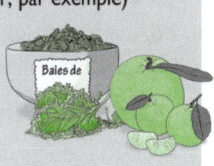

MES RECETTES DE GREEN SMOOTHIES ET JUS VERTS

47

Très vert
- ½ feuille de kale
- 1 c. à s. de persil plat
- ½ branche de céleri
- 30 g de fenouil
- 1 poire
- 1 c. à s. de jus de citron

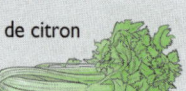

Chocolate
- 4 feuilles de salade (romaine ou pain de sucre)
- 1 petite banane
- 2 tranches d'ananas
- 1 poignée de framboises
- 4 fèves de cacao crues
- 1 c. à c. d'açaï

Super coco
- 25 g de jeunes pousses d'épinards
- 15 g de feuilles de persil plat
- 200 g de framboises
- 1 banane
- 15 cl d'eau de coco

En option : 1 c. à c. de lucuma. La poudre de lucuma, tirée d'un fruit originaire du Pérou, est riche en calcium et légèrement sucrée, mais à index glycémique bas. Quelle veine pour nous, les filles !

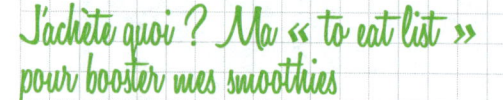

J'achète quoi ? Ma « to eat list » pour booster mes smoothies

Une liste facile à suivre pour un green smoothie super vitaminé chaque jour de la semaine !

Les fruits et légumes du printemps
- 1 concombre
- 1 fenouil
- 6 feuilles de kale
- 1 salade romaine
- Persil
- 1 feuille de blette
- 1 poignée de jeunes pousses d'épinards
- 2 citrons jaunes
- 1 citron vert
- 2 pommes
- 2 poires
- 2 kiwis
- 6 bananes
- 1 ananas
- 1 barquette de framboises

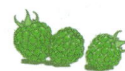

Les fruits et légumes de l'automne
C'est le retour du raisin et du kaki, les poires sont succulentes, les ananas sont sucrés, les avocats et les mangues d'Espagne délicieux.

Les ingrédients secs
- 100 g de graines de courge
- 100 g de graines de sésame
- 100 g de graines de tournesol
- 100 g de graines de chia
- 1 sachet de graines de chanvre dépelliculées
- 1 pot de purée d'amandes

Les super-aliments
- 1 sachet de fèves de cacao
- 50 g de baies de goji
- 5 dattes medjool
- 1 brique d'eau de coco
- 1 sachet de poudre de lucuma (optionnel)
- 1 sachet de poudre d'açaï
- Spiruline en poudre ou en paillettes

Les ingrédients congelés
- 1 boîte de pollen frais

MES RECETTES DE GREEN SMOOTHIES ET JUS VERTS

Mes recettes salées 100 % green, 100 % veggie

Comme pour les green smoothies aux fruits, préparez vos green smoothies salés avec votre blender. Couvrez d'eau la préparation en utilisant une eau de qualité et ajustez-en la consistance selon votre goût.

Vert
- 1 feuille d'épinard
- 1 morceau de courgette (5 cm)
- ½ avocat
- ¼ de fenouil
- ½ gousse d'ail
- ½ cm de racine de gingembre

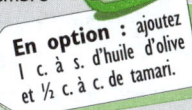

En option : ajoutez 1 c. à s. d'huile d'olive et ½ c. à c. de tamari.

Très chlorophyllé
- 5 feuilles de laitue
- ½ bouquet de persil
- 1 petit morceau de céleri-branche
- 1 morceau de patate douce
- 1 gousse d'ail
- 1 c. à c. de jus de citron
- 1 c. à s. d'huile d'olive fruitée

Printanier
- 3 feuilles de salade
- ½ avocat
- ¼ de fenouil
- 1 morceau de courgette (4 cm)
- 1 morceau de concombre (4 cm)
- ¼ de gousse d'ail
- Quelques feuilles de coriandre et de persil frais

Épicé
- ½ courgette
- ½ avocat
- ½ tomate bien mûre
- 1 c. à s. de persil
- 1 gousse d'ail
- 1 c. à s. de jus de citron
- 1 c. à s. d'huile d'olive
- ½ c. à c. rase de cumin
- ¼ de c. à c. de curcuma
- ¼ de c. à c. de paprika

Automnal
- 1 poignée de pousses d'épinards
- 10 cm de céleri-branche
- ¼ de chou-rave
- ½ avocat
- ½ gousse d'ail
- 1 c. à c. de jus de citron
- 1 c. à s. de persil et/ou d'autres herbes fraîches selon vos goûts

Détox
- 1 concombre
- ½ poivron rouge
- 1 branche de céleri
- ½ fenouil
- 2 c. à s. de pousses de tournesol
- ½ avocat
- 1 feuille d'épinard
- 1 gousse d'ail
- 1 cm de racine de gingembre
- 1 c. à c. de spiruline

En option : de l'huile d'olive et du sel.

Aux algues
- ½ bouquet de persil
- 1 c. à s. d'algues, de type dulse, lavées ou en paillettes
- 3 carottes
- 1 morceau de patate douce
- 1 gousse d'ail
- 1 morceau de blanc de poireau (1 cm)

À la place de la patate douce, il est possible d'utiliser de la courgette ou du panais. Vous pouvez verser de l'eau chaude non bouillante sur cette préparation afin d'obtenir une soupe tiède.

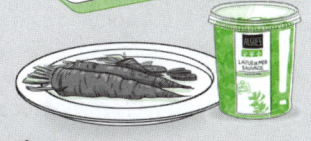

À la tomate
- 3 tomates bien mûres
- 50 g d'un mélange d'herbes aromatiques (persil, coriandre, ciboulette, menthe)
- ½ avocat
- 1 petit morceau de céleri-branche
- ¼ de gousse d'ail

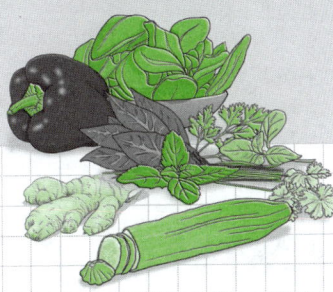

Mes jus verts : let's juice green !

Vous allez cette fois sortir votre bel extracteur pour réaliser de délicieux jus verts, basiques, décalés ou généreux. Un seul verre apporte de larges quantités de nutriments. Il ne faut pas moins de 2 kg de légumes pour 1 litre de jus ! Autant d'antioxydants, de minéraux, de chlorophylle qui vont nourrir nos cellules, elles qui ont plutôt l'habitude de crier famine ! Les jus verts représentent donc une nourriture ultra tonique pour rester en forme toute la journée, nous donner bonne mine et rester mince !

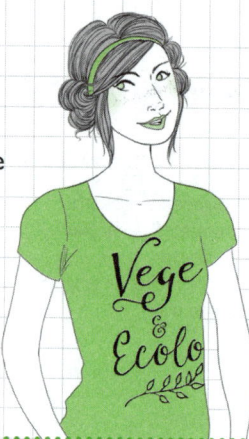

2 conseils pour réussir vos jus verts

1. Lavez et découpez grossièrement les légumes et fruits. Ensuite, déposez-les dans le conduit de la machine et poussez-les délicatement avec le poussoir (fourni avec l'extracteur).

2. Préparez vos fruits et légumes. Inutile d'éplucher les ingrédients s'ils sont de qualité biologique, y compris le gingembre, la pomme, le curcuma ou la betterave… tout passe dans la machine ! En revanche, il est préférable de retirer la peau du citron ou de l'orange qui laisse un goût amer… Les feuilles de kale ou de persil s'extraient avec leur tige. En définitif, hormis la cellulose et la peau des agrumes, il n'y a quasiment aucun résidu avec l'extracteur. Vous pouvez par exemple extraire entièrement le jus de la pastèque avec sa peau.

*Toutes les recettes présentées dans ce chapitre sont **pour 1 personne**. Vous voulez préparer un jus pour 2 ou plus ? Multipliez les quantités de chaque ingrédient.*

Les jus basiques

Vert concombre
- 1 concombre long
- ½ citron
- 1 petit morceau de gingembre
- 4 feuilles de menthe

Pomme-céleri
- 2 feuilles de kale (100 g)
- ½ concombre long ou
- 1 concombre noa
- 1 branche de céleri
- 1 pomme
- ½ citron
- 1 petit morceau de gingembre

Courgette-persil
- ½ concombre long ou
- 1 concombre noa moyen (environ 12 cm)
- ½ courgette
- ½ bouquet de persil
- ½ bouquet de basilic
- 1 poignée de pousses de tournesol
- ¼ de citron

Kale-épinards
- 1 feuille de kale
- 2 feuilles d'épinards
- 1 morceau de brocoli
- 2 tiges de céleri pas trop vertes
- ½ fenouil
- ½ cm de racine de gingembre

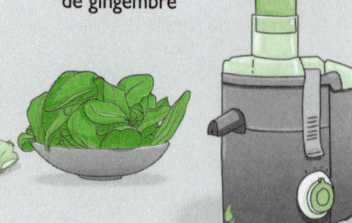

Super tonique
- ½ concombre long
- ¼ de courgette
- 1 poignée de basilic
- ½ poignée de roquette
- 1 poignée de persil plat
- ¼ de citron
- ½ cm de racine de gingembre
- 1 gousse d'ail

Méditerranéen
- ½ courgette
- ½ concombre long
- ½ poivron rouge
- 1 poignée de jeunes pousses d'épinards
- ½ bouquet de coriandre

Après-midi d'été
- ½ concombre long
- ¼ de courgette
- 1 petite tige de céleri
- ¼ de poivron rouge
- 4 feuilles de basilic
- ¼ de gousse d'ail

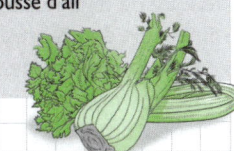

J'achète quoi ? Ma « to eat list » spécial jus verts

Ma liste d'ingrédients pour réaliser 1 jus vert par jour cette semaine !

- 4 concombres
- Quelques branches de céleri
- 2 courgettes
- 2 citrons
- 1 tête d'ail
- Des herbes fraîches : menthe, persil, coriandre, basilic
- 1 poivron rouge
- 1 fenouil
- 1 petit brocoli
- 1 racine de gingembre

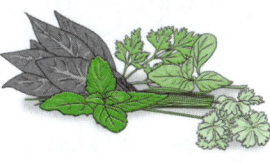

Les décalés super toniques

Épicé
- 1 concombre long
- 1 cm de racine de curcuma
- 1 cm de racine de gingembre
- ½ citron
- ½ bouquet de coriandre
- ½ bouquet de persil

Frais
- 1 petite courgette
- 1 fenouil moyen
- 6 feuilles de menthe
- ½ bouquet de persil
- ½ citron vert

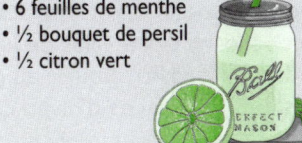

Très vert
- 2 feuilles de kale
- 1 tige de vert de fenouil
- 4 feuilles de betterave
- 1 branche de céleri
- 1 concombre
- 1 c. à c. de spiruline (à rajouter dans votre verre)

Doux comme le miel
- 1 feuille de kale
- 1 fleur de brocoli
- 1 chou-rave
- 1 pomme
- 2 c. à s. de pollen frais toutes fleurs (à rajouter dans votre verre)

Énergétique
- 1 poignée d'herbe de blé fraîche
- 1 concombre noa
- 1 pomme
- 1 petit morceau de racine de gingembre
- 1 c. à c. d'algues (de type klamath)

L'algue Klamath est une micro-algue d'eau douce appartenant à la famille des algues bleues qui compte parmi les plus anciennes formes de vie apparues sur notre planète. C'est la super algue par excellence grâce à son étonnante concentration en micronutriments, vitamines et oligo-éléments. Abusez-en !

J'achète quoi ? Ma « to eat list » spécial jus toniques

Les fruits et légumes toute saison
- 4 concombres
- 4 feuilles de chou kale
- Quelques branches de céleri
- 2 courgettes
- 2 citrons jaunes
- 1 citron vert
- 1 tête d'ail
- 1 bouquet de menthe fraîche
- 1 bouquet de persil
- 1 bouquet de coriandre
- 1 bouquet de basilic
- 1 poivron rouge
- 1 fenouil
- 1 petit brocoli

Les super-aliments
- 1 racine de gingembre
- 1 racine de curcuma
- Spiruline en poudre ou en paillettes
- Algue klamath en poudre (optionnel)

Les ingrédients congelés
- 1 boîte de pollen frais toutes fleurs

Allez voir votre maraîcher et demandez-lui de vous garder les feuilles de betterave ainsi que les tiges du fenouil, délicieuses et pleines de bons nutriments !

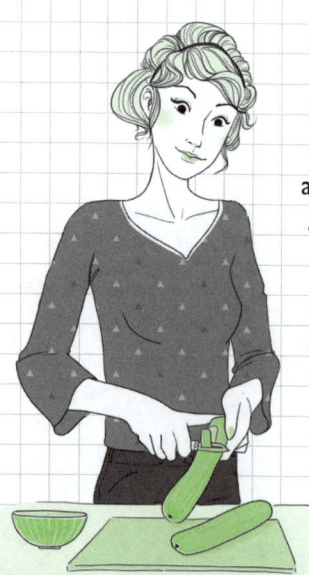

Les jus verts généreux

En plein hiver, on mise sur les légumes racines ! En effet, il y a moins de légumes verts en fin d'année : concombres, courgettes, fenouil, laitues ne sont plus de saison. C'est le retour cependant des feuilles de kale et de la mâche, il reste encore des épinards rustiques, du céleri-branche, des choux, du persil et des salades d'hiver. On peut les mélanger aux légumes racines, les légumes stars de l'hiver, afin de continuer à boire des jus durant cette période froide. Les légumes racines apportent une note sucrée et une certaine densité aux jus, d'où le côté généreux ! Sans compter qu'ils ont également de grandes vertus pour la santé.

Rêve orange
- 1 racine de gingembre
- 1 racine de curcuma
- Spiruline en poudre ou en paillettes
- Algue klamath en poudre (optionnel, voir encadré p. 52)

Sweet red
- 1 betterave de taille moyenne
- 1 grosse pomme
- 1 belle branche de céleri
- 1 cm de racine de gingembre

Très chou
- 2 feuilles de chou kale
- 1 chou-rave moyen
- 1 pomme
- ½ bouquet de persil
- ½ cm de racine de gingembre
- ¼ de citron

Tonique d'hiver
- 4 feuilles de chou rouge
- 4 feuilles d'épinard
- Quelques feuilles de persil
- 1 pomme
- 1 carotte
- 1 kiwi
- 1 cm de racine de curcuma

Ultra tonique
- ½ betterave
- 1 petit fenouil
- 1 poignée de jeunes pousses d'épinards
- 1 cm de racine de gingembre
- ¼ de citron
- ¼ de gousse d'ail

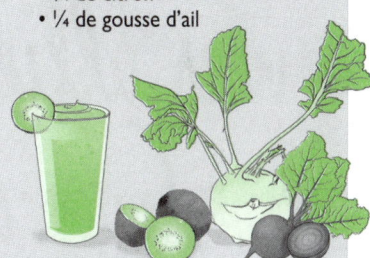

J'achète quoi ? Ma « to eat list » spécial recettes généreuses

Les fruits et légumes toute saison

- 2 betteraves
- 4 carottes
- 1 fenouil
- 1 chou-rave
- 2 feuilles de chou kale
- 8 feuilles d'épinard
- 2 branches de céleri
- 1 petit chou rouge
- 1 bouquet de persil
- 1 kiwi
- 1 orange
- 2 pommes
- 1 racine de gingembre
- 1 racine de curcuma
- 1 tête d'ail
- 2 citrons jaunes
- 1 citron vert

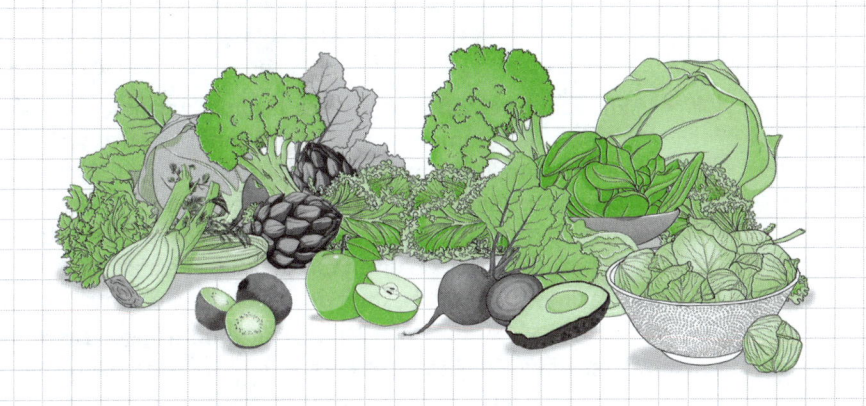

MES RECETTES DE GREEN SMOOTHIES ET JUS VERTS

Chapitre 5
Green smoothies : mes alliés détox et minceur
(cures de 1, 3 ou 5 jours)

Ça y est ! Vous vous y êtes mise : chaque jour, vous vous levez avec enthousiasme pour avaler votre boisson verte, et c'est si bon ! Vous aimeriez même en boire davantage, mais alors vous n'auriez plus faim tant c'est nourrissant ! Justement… si vous tentiez une détox liquide à base de green smoothies sur plusieurs jours ?

Pourquoi faire une détox ?

Pendant des années, vous vous êtes nourrie d'aliments pas forcément très bons pour votre santé. Vous avez mangé des tonnes de yaourts, de la viande, du fromage, vous avez adoré les biscuits grignotés en trop grandes quantités, vous avez même bu des sodas (les pires, ceux qui sont très sucrés…). Tout cela laisse des traces ! Eh oui, tous ces aliments, même s'ils ont plu à votre palais, sont plein de toxines : acide urique et autres bactéries de putréfaction pour la viande, graisses saturées pour le lait, sucres et graisses hydrogénées pour les biscuits, sel, graisses et moisissures dans le fromage et, bien sûr, pesticides, métaux lourds, restes de médicaments, et autres poisons provenant de l'air, de l'eau, etc.
Et même si votre organisme est doté de formidables organes d'élimination, il se trouve débordé à certains moments et ne peut plus faire face. Petit à petit, les désagréments se font sentir : fatigue, ballonnements, douleurs articulaires, peau terne, boutons, ongles et cheveux cassants, prise de poids, difficultés de digestion, vague à l'âme, etc.

La solution : vous nettoyer en profondeur ! Comment ? En cessant de manger ces aliments d'une part, et en consommant massivement d'autres aliments aux vertus nettoyantes et reminéralisantes d'autre part. Enfin, en entreprenant un grand nettoyage avec une cure de green smoothies ou de jus verts exclusivement, sur une durée déterminée.

Votre organisme est une formidable machine qui saura vous remercier de votre attention pour lui. Lorsque vous le nourrissez de boissons détox qui lui sont bénéfiques, il ne peut que s'alléger des déchets qui l'encombrent. Le foie retrouve du tonus et filtre à nouveau les déchets stagnant dans le courant sanguin. Les autres émonctoires (organes d'élimination de l'organisme en plus du foie : intestins, reins, peau, poumons) sont doucement drainés et libèrent les toxines emprisonnées.

Il s'agit bien entendu d'agir en douceur, de commencer par une cure brève et de respecter les conseils de détox. Suivez le guide !

Les principales idées reçues sur la détox

Ce n'est pas pour moi, car je ne suis pas végétarienne !

Il est tout à fait possible de vous arrêter de manger de la viande ou des œufs durant quelques jours. Premièrement, l'objectif de la cure est de se nettoyer, donc d'éliminer les toxines emmagasinées lorsque l'on mange, entre autres, de la viande, des œufs, du poisson. Deuxièmement, si l'on s'évertue à mettre dans ses jus et smoothies du vert, c'est justement parce que les feuilles vertes contiennent des protéines. Par ailleurs, on rajoute aussi parfois des super-aliments très riches en protéines. Alors, pas de panique, la cure de boissons vertes va donc vous apporter des protéines et vous nourrira suffisamment !

Je vais craquer pendant la cure… car j'ai besoin de beaucoup manger !

Les green smoothies et les jus verts sont très riches en nutriments de toutes sortes, ils sont donc très nourrissants. Sachez que ce sera davantage une « envie de manger » qui pourra vous assaillir les premiers jours qu'une « véritable faim ».

Je risque d'avoir froid !

Pendant une cure détox, il est recommandé de boire des tisanes chaudes, d'utiliser des bouillottes, de rester dans un endroit bien chauffé, mais également de bouger pour activer la circulation sanguine.

Je vais perdre trop de poids

Ce ne sera pas le cas en suivant les cures de 1 et 3 jours, car les green smoothies sont des boissons riches et énergétiques. En revanche, si vous suivez une cure de 5 jours, il est possible que vous perdiez 2 ou 3 kg, mais il s'agit avant tout de toxines qui encombrent votre organisme. Lors de cette cure, la détox est plus importante, puisque vous consommerez également des jus verts en complément des green smoothies.

J'ai peur de ne pas pouvoir continuer à travailler

Il est conseillé de commencer une cure lors de vos jours de repos... Mais vous vous apercevrez rapidement que votre vitalité augmente et, si vous devez aller travailler tout en continuant à vous nourrir de ces boissons hautement nutritives, vous n'aurez pas de difficultés ! En revanche, pas question de démarrer si vous traversez une période chargée ou stressante au niveau professionnel ou personnel. Question de bon sens !

Est-ce que je vais boire toujours la même chose ?

Entre les nombreuses recettes de green smoothies, les eaux florales et les tisanes, vos papilles vont vraiment pouvoir se régaler de saveurs différentes !

Ça va me prendre trop de temps

C'est une question d'organisation. Il faut se préparer avant. Mais n'est-ce pas la même chose lorsque vous devez préparer vos repas ? Et là, pas de cuisson, peu de vaisselle, c'est plutôt un gain de temps.

Les 10 meilleures raisons de faire une détox

1. Vous vous faites du bien !
2. Vous vous occupez enfin de vous !
3. Vous utilisez cette cure comme un véritable outil antistress.
4. Vous luttez contre la fatigue chronique.
5. Vous vous allégez !
6. Vous bénéficiez d'un vrai lifting.
7. Vous réduisez l'acidité de votre corps.
8. Vous gagnez en souplesse.
9. Vous augmentez vos chances de rester en bonne santé.
10. Vous modifiez vos goûts et variez les saveurs...

Pourquoi utiliser des green smoothies dans une détox ?

Aujourd'hui, pour détoxifier son organisme, on trouve toutes sortes de propositions de cures : jeûne à l'eau ou au bouillon de légumes, cure de jus, monodiètes de raisins, de pommes ou de riz... il existe beaucoup de possibilités différentes ! La cure de jus est maintenant plus populaire, mais celle qui consiste à se nourrir exclusivement de green smoothies reste cependant plus facile à suivre. En effet, dans un green smoothie, on retrouve des fibres (contrairement au jus vert) qui aident à se sentir rassasié plus vite et les fruits permettent de garder le contact avec le goût sucré. **Les cures de green smoothies de 1 ou 3 jours** aident ainsi à entrer en douceur dans le processus de détox. Les bienfaits se font vite sentir, car le système digestif est mis au repos en grande partie.

Seule la cure de 5 jours permet de consommer des **green smoothies associés à des jus verts** afin de soutenir encore davantage le processus de détox.

Attention ! En cas de maladie comme le diabète, une cure de green smoothies ne convient pas. Seule une personne en bonne santé peut suivre les cures proposées ici, les autres devront consulter leur médecin.

Mon programme détox dynamique sur 1, 3 ou 5 jours

De quelle détox ai-je besoin ?

Grâce au test suivant, vous allez pouvoir déterminer la cure détox dont vous avez besoin en fonction de la façon dont vous vous sentez actuellement. C'est le nombre de réponses positives qui va définir votre choix de cure. Si, toutefois, vous cochez plusieurs réponses positives pour chaque cure, alors commencez par faire la première cure, sur 1 jour, suivez la deuxième cure un peu plus tard, puis la troisième.

Je fais une détox de 1 jour si...

- ❏ Je n'ai jamais suivi de cure détox
- ❏ J'ai vraiment peur de démarrer
- ❏ Je crains d'avoir faim
- ❏ J'ai passé un week-end très festif avec des repas trop copieux et trop arrosés
- ❏ Je me sens ballonnée
- ❏ J'ai envie de m'alléger mais sans trop en faire !

La cure de 1 jour peut vous aider à vous lancer dans la détox, ce sera un bon début ! Les recettes sont gourmandes, les astuces et conseils vous permettront de vous occuper de vous, enfin ! C'est une journée de cure que vous pouvez faire facilement une fois tous les 15 jours. Rendez-vous page 60.

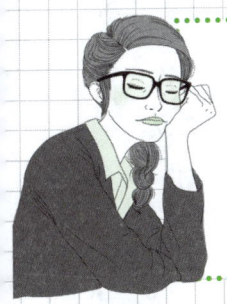

Je fais une détox de 3 jours si...

- ❏ Je mange trop, parfois même sans avoir faim
- ❏ Je me sens gonflée sans pour autant avoir pris de poids
- ❏ Je me sens serrée dans mes vêtements
- ❏ Je suis souvent fatiguée, je manque d'énergie
- ❏ J'ai souvent des troubles de digestion en ce moment

La cure de 3 jours vous fera le plus grand bien, elle permettra de faire une pause avec vos habitudes alimentaires et vous aidera à éliminer les surcharges passagères. Allégée et nettement plus en forme, vous regagnerez également cette sensation agréable de la vraie faim. Vous pouvez la renouveler plusieurs fois dans l'année.
Rendez-vous page 64 !

GREEN SMOOTHIES : MES ALLIÉS DÉTOX ET MINCEUR

🖉 Je fais une détox de 5 jours si…

- ❏ J'ai pris un peu de poids depuis quelque temps
- ❏ J'ai de la cellulite
- ❏ J'ai le teint terne et des cheveux cassants
- ❏ Je manque de vitalité
- ❏ Je suis irritable
- ❏ Je souffre souvent de migraines
- ❏ J'ai des règles douloureuses
- ❏ Mes articulations ne sont pas assez souples
- ❏ J'ai envie de faire quelque chose pour moi…
- ❏ J'ai un extracteur de jus… car je vais aussi en faire, en plus des green smoothies !

La cure de 5 jours va vous apporter un sentiment d'apaisement en vous allégeant, au niveau de votre organisme et de votre mental. Grâce à un apport important d'aliments alcalinisants, votre corps va commencer à se désacidifier et vous ressentirez moins douloureusement vos articulations, de même votre teint sera plus frais et lumineux et votre peau plus nette ! Et vous allez perdre les quelques kilos qui vous alourdissent. Rendez-vous page 71 !

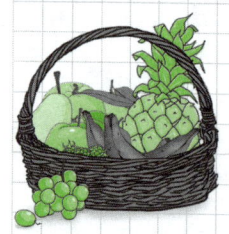

Quelques règles à suivre avant de démarrer

Si la cure de 1 jour peut s'improviser assez facilement, celles de 3 et 5 jours ne se font pas à la légère ! Que ce soit mentalement ou matériellement, il faut vous préparer…

La préparation mentale

① Ne commencez pas la cure si vous vous trouvez en période de stress intense, si vous savez que vous serez débordée de travail, si vous avez de gros soucis ou une trop grande fatigue. Attendez d'être dans de meilleures conditions psychologiques. En effet, pour qu'une cure soit bénéfique, il est bon d'avoir du temps devant soi, l'idéal étant d'être en vacances. Sinon, vous pouvez prévoir de rentrer tôt chez vous après votre travail, afin de pouvoir vous reposer et vous occuper totalement de vous.

② Ne prévoyez pas de sorties durant la cure (afin de ne pas être tentée !) et reposez-vous.

③ Trois ou cinq jours avant la cure choisie, allégez votre assiette et buvez de l'eau à la place de sodas sucrés ou d'alcool. Concoctez-vous des assiettes de légumes cuits et crus, de légumineuses, de céréales en petites quantités, de graines germées, d'algues, de graines oléagineuses. Supprimez le fromage ou mangez-en de très petites quantités (brebis ou chèvre de préférence).

Pour les non-végétariens, allégez vos repas en viandes et poissons, augmentez les portions de légumes, limitez la consommation de yaourts et de fromages. Et, bien sûr, supprimez la malbouffe, les biscuits apéritifs, les plats préparés industriels, les barres chocolatées et les biscuits. Et si l'envie de sucre est persistante, préférez le chocolat noir à 70 %. Les green smoothies sont parfaitement adaptés avant la cure, tout comme les jus verts bien entendu.

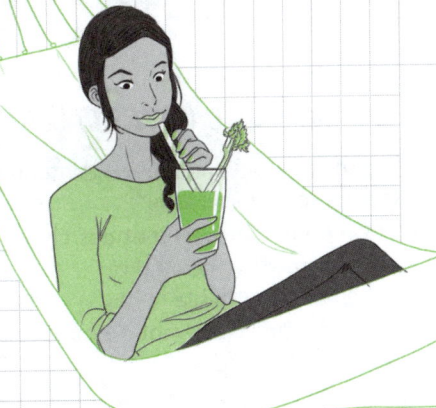

❹ Réduisez tabac et caféine : ce sont des excitants qui sont les ennemis de votre santé. Remplacez le café du midi par un succédané de café (composé de chicorée, de figues et/ou de grains maltés par exemple) et celui de l'après-midi par un thé vert. Passez ensuite aux tisanes et à l'eau citronnée.

❺ Et si vous commenciez à analyser vos sensations ? Avant vos repas, avez-vous vraiment faim ou juste envie de manger ? Essayez de faire la différence.

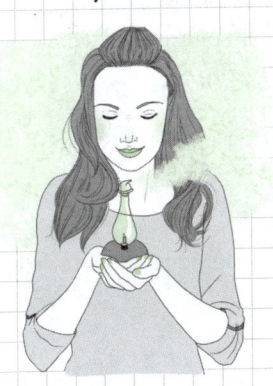

❻ Et puis, pourquoi ne pas rêver avant de ce beau moment que vous allez vous offrir, rien qu'à vous pour une fois : repos total, bain chaud, musique douce, smoothies suaves, tout cela sans téléphone ni ordinateur… Si, si, c'est possible, au moins une journée ! Vous serez surprise et n'aurez qu'une envie : recommencer !

La préparation matérielle

❶ En fonction de la cure choisie, vous aurez besoin d'un blender (pour réaliser les smoothies verts dans les cures de 1 ou 3 jours), mais aussi d'un extracteur de jus pour la cure de 5 jours (avec des jus verts associés aux smoothies).

❷ Avant votre cure, préparez votre liste de courses pour réaliser vos green smoothies. Vous pouvez également vous procurer des sachets de tisane calmante et drainante (voir p. 62).

❸ Prévoyez une bouteille Thermos que vous pourrez emporter avec vous au travail.

❹ C'est le moment de vous procurer une ou deux huiles essentielles pour vous masser ou en diffuser les arômes (procurez-vous éventuellement un diffuseur, qui vous servira toute l'année pour améliorer l'air de votre appartement, ainsi qu'une huile de massage, voir p. 62).

❺ Renseignez-vous sur l'existence d'une salle de bien-être avec sauna près de chez vous et offrez-vous un massage ou/et une séance de réflexologie plantaire en milieu de cure, c'est là que l'on peut avoir envie de craquer. Recevoir un massage précisément à ce moment-là, outre la détente inestimable qu'il apporte, donne aussi un formidable coup de fouet au moral.

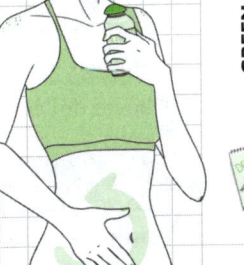

Je me lance dans la cure de 1 jour

Cette cure peut se faire spontanément après un repas de fête trop copieux, un week-end d'excès ou une semaine exténuante. Pourquoi pas un lundi matin, le jour où tout recommence et où l'on a envie de démarrer du bon pied afin de passer une bonne semaine ? C'est un bon choix ! Évidemment, il faut pouvoir trouver rapidement, près de chez soi, un magasin de bons produits qui sera ouvert et aura les ingrédients nécessaires.

Si vous devez partir travailler…

Au réveil

- Buvez un grand bol d'eau tiède dès le réveil, histoire de bien réhydrater vos organes et donner un coup de fouet à votre vésicule biliaire.

Mon premier green smoothie du matin version tonique
- 1 belle feuille de kale
- ½ pamplemousse
- ½ orange
- ½ banane
- 1 c. à c. de pollen de ciste pour accélérer la détox

Mélangez le tout dans le blender… C'est prêt !

Mon green smoothie du matin version sucrée
- 1 belle feuille de kale
- 1 kaki bien mûr
- 1 tranche d'ananas
- ⅓ de banane
- Option : 1 pincée de stévia en poudre

Mélangez le tout dans le blender… C'est prêt !

Petit déjeuner

- Préparez-vous un green smoothie léger et bien vert ! Si vous n'avez vraiment pas faim, ne prenez rien, attendez simplement de sentir arriver la sensation de faim.
- Lorsque vous vous apprêtez à boire votre green smoothie, choisissez un endroit calme pour le savourer, et gardez en bouche chaque gorgée, que vous « mâcherez » lentement. Essayez aussi d'être en lien avec la nourriture : que ressentez-vous en l'avalant, que vous apporte-t-elle ?

Mon green smoothie du matin version salée
- 3 grandes feuilles d'épinard
- ½ avocat
- ½ branche de céleri
- 1 pomme
- 1 pincée de curcuma en poudre ou 1 morceau de racine
- 1 pincée de piment de Cayenne doux

Mélangez le tout dans le blender… C'est prêt !

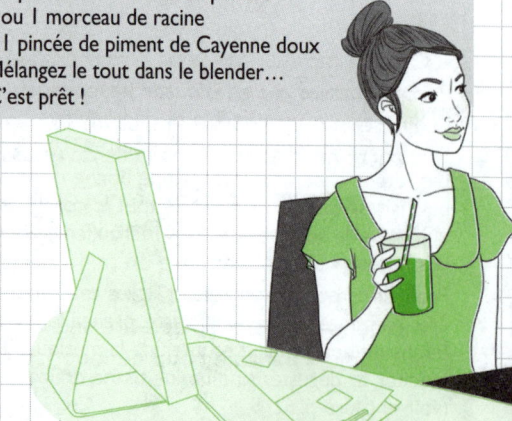

Déjeuner

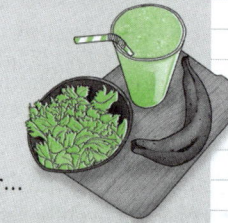

- Emportez sur votre lieu de travail une Thermos de tisane drainante chaude que vous continuerez à boire dans la matinée, une bouteille de 50 cl de green smoothie « Super tonique » (voir la recette, p. 47) pour votre déjeuner et une bouteille d'eau que vous boirez dans l'après-midi.

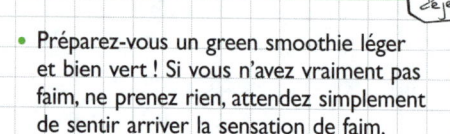

Soirée

- Arrangez-vous pour rentrer tôt exceptionnellement… Si vous vous sentez un peu exténuée après une journée de travail, la meilleure chose à faire est de prendre un bain. Mettez-y quelques gouttes d'une huile essentielle calmante et relaxante qui vous permettra de passer une bonne nuit.
- À la sortie du bain, prenez le temps de vous chouchouter avec une huile de sésame que vous aurez réchauffée dans vos mains, et massez-vous ! Vous vous sentez déjà tellement mieux !

Dîner

- Vous avez faim ? Un green smoothie salé vous tente pour ce soir ? Choisissez la recette verte qui vous fait envie (voir p. 49) et faites l'impasse sur l'huile et le tamari en option pour garder une alimentation exclusivement végétale, sans sel ni matières grasses.
- Vous n'avez peut-être plus qu'une seule envie : vous coucher en écoutant une belle musique, et en méditant sur la journée que vous venez d'accomplir, sans oublier de faire quelques respirations relaxantes.

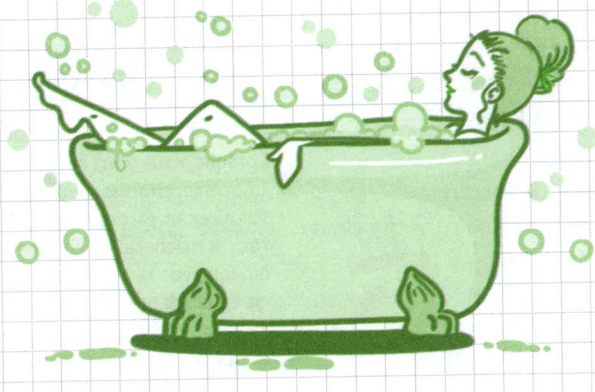

Si vous restez aujourd'hui chez vous…

Au réveil

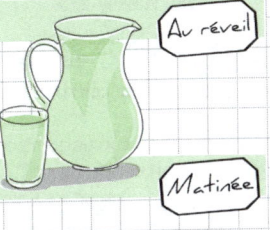

- Buvez un verre d'eau.

Petit déjeuner

- Préparez-vous un green smoothie léger et bien vert (voir les recettes page précédente).

Matinée

- Puis partez faire une grande marche rapide d'au moins 1 heure, ou allez à la piscine où vous effectuerez 20 longueurs de 50 mètres.
- De retour chez vous, prenez une bonne douche, puis faites-vous un massage de tout le corps avec une huile de sésame que vous réchaufferez dans vos mains.
- Profitez-en pour vous reposer, après tout, vous êtes en congé ! Faites une sieste, prenez le temps de bouquiner, d'écouter de la musique, de méditer. Et dégustez une bonne tisane drainante (voir encadré p. 62) !

Déjeuner

- Il est déjà 13 heures, vous avez certainement envie de grignoter. Préparez-vous 50 cl de green smoothie super tonique (voir p. 47) pour votre déjeuner et mettez de côté une bouteille d'eau que vous boirez dans l'après-midi. Appréciez votre green smoothie, gardez-le en bouche. N'oubliez pas de mâcher les petites fibres que vous sentez sous votre langue. Et, évidemment, asseyez-vous au calme pour ce délicieux déjeuner.

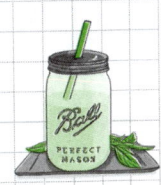

GREEN SMOOTHIES : MES ALLIÉS DÉTOX ET MINCEUR

Après-midi

- L'après-midi passe vite, vous avez peut-être quelques maux de tête, mais ne vous inquiétez pas, cela arrive et c'est normal (même si cela reste rare pour une première journée de cure). Le mieux est de vous reposer.
- Il est 18 heures. Et si vous preniez un bain ? Mettez-y quelques gouttes d'une huile essentielle calmante et relaxante qui vous permettra d'avoir un bon sommeil.

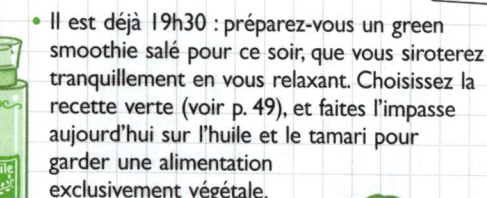

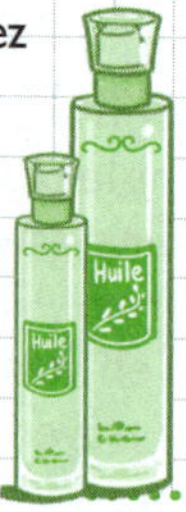

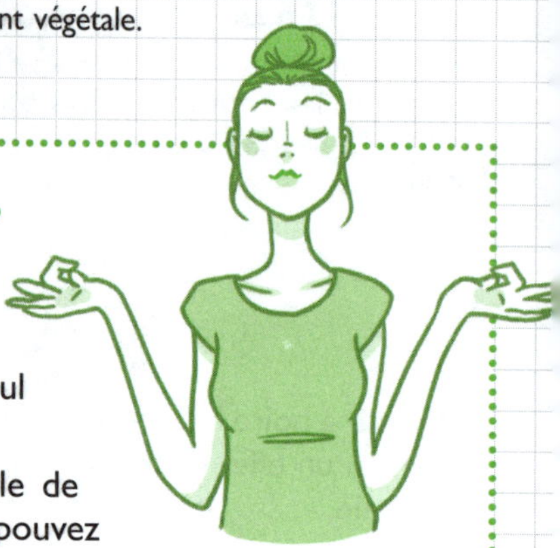

Dîner

- Il est déjà 19h30 : préparez-vous un green smoothie salé pour ce soir, que vous siroterez tranquillement en vous relaxant. Choisissez la recette verte (voir p. 49), et faites l'impasse aujourd'hui sur l'huile et le tamari pour garder une alimentation exclusivement végétale.

Les conseils « phyto » de Christian Escriva,

producteur de plantes médicinales, formateur en phyto-aromathérapie et auteur de plusieurs ouvrages sur les plantes médicinales, publiés aux éditions Amyris.

Pour une tisane calmante : lavande officinale, tilleul ou verveine odorante.

Pour une tisane drainante : reine-des-prés, feuille de bouleau, feuille de frêne, bruyère ou feuille de cassis. Vous pouvez aussi mélanger plusieurs de ces plantes.

L'huile essentielle (HE) à utiliser dans un bain (à mélanger à un peu de shampooing avant de la dissoudre dans l'eau) : la lavande officinale (*Lavandula vera* var. *angustifolia*). Calmante, elle aide à relâcher les tensions et à évacuer le trop-plein d'émotions.

L'huile essentielle à mélanger à une huile de massage après le bain : le romarin officinal, *Rosmarinus officinalis* ssp. (à camphre, à cinéole, ou à verbénone) qui stimule et renforce les défenses immunitaires.

Les huiles essentielles à utiliser en diffusion chez soi : le sapin pectiné (*Abies alba*), qui purifie et tonifie ; le petit grain bigaradier (*Citrus aurantium* var. *amara*), qui apaise, détend, allège…

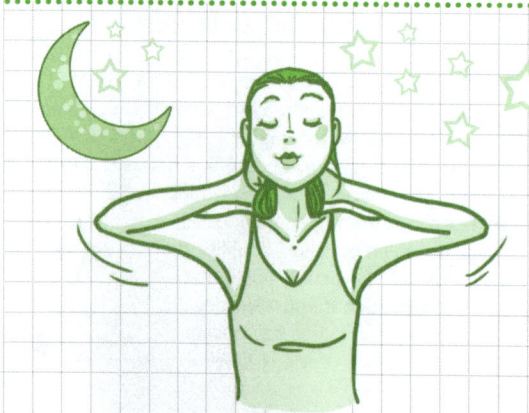

Soirée

- Allez vous coucher, vous devriez dormir comme un bébé en vous sentant très légère…

Et si je craque ?

Plus vous serez préparée, mieux vous réussirez votre cure détox. Durant cette cure d'une journée, il est plus facile de ne pas flancher, car la journée passe vite ! Les green smoothies comportant encore des fibres et des fruits, contrairement aux jus verts, il est difficile de craquer durant cette cure, puisqu'on fait facilement le plein de nutriments et qu'on a vite le ventre plein ! En plus, on profite du goût sucré des fruits, saveur qui peut souvent manquer lorsqu'on est habitué à manger beaucoup d'aliments sucrés.

Plus encore que durant la cure de 3 ou 5 jours, en vous préparant et en suivant parfaitement les recettes et les consignes, vous devriez pouvoir traverser cette journée de cure aisément et en sortir très satisfaite, pleine de vitalité, le teint frais et le sourire aux lèvres !

Découvrez également les astuces qui vous aideront en cas de fringales (ci-dessous). Et faites-vous confiance !

Mes astuces anti-craquages

✓ Pensez à boire beaucoup, cela aide à éliminer mais a aussi un effet coupe-faim qui soulage en cas de fringale.

✓ Bougez ! Bref, évitez de rester confinée chez vous si vous commencez à tourner en rond.

✓ Si l'envie de manger est très pressante, n'hésitez pas à doubler les quantités de green smoothies en privilégiant ceux qui contiennent des fruits peu sucrés ou préparez-vous des green smoothies salés (mais sans ajout de sel) en veillant à ne pas consommer trop d'avocat bien entendu (qui reste très gras, même si ce sont de bonnes graisses !).

✓ Il y a toujours des situations à risque qu'il va vous falloir gérer. Si vous devez retourner travailler et que vous avez des collègues, dans ce cas, pendant la durée de la cure, évitez de partager votre repas avec eux si vous craignez de craquer en les voyant dévorer leur assiette ou leur sandwich.

✓ Le retour à la maison, après une journée de travail, peut aussi être un moment difficile à passer. Le meilleur sas de décompression ? Un bon bain ou une douche chaude suivi(e) d'un massage avec une huile relaxante…

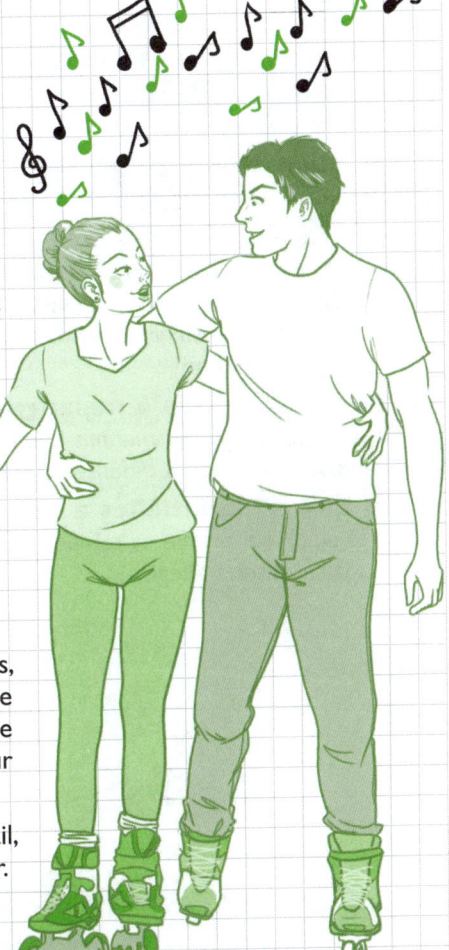

Et si je faisais une cure de 3 jours ?

Pour cette cure, mieux vaut choisir un moment de repos et la commencer par exemple un week-end. Même si vous devez travailler le lundi, il y a de grandes chances que vous soyez déjà en pleine forme après vos 2 premiers jours de détox. Bien sûr, il sera utile de faire au préalable vos courses de produits alimentaires et de bien-être. Il est important aussi de vous être bien préparée mentalement afin de vous donner toutes les chances d'arriver au bout de cette cure détox. La cure suivie sur une journée est bénéfique pour vous familiariser avec le processus de la cure et vous alléger le lendemain d'un repas trop copieux. La cure de 3 jours, elle, représente une vraie pause pour votre organisme. Vous coupez avec votre routine alimentaire, vous vous débarrassez des surcharges passagères et vous vous allégez. Tout un programme qui va vous redonner tonus et joie de vivre !

JOUR 1

Au réveil

- Puisque vous avez tout votre temps, et qu'il est vraiment bon pour vous de faire de l'exercice, effectuez les mouvements drainants suivants…
- Les pieds écartés de la largeur du bassin, les mains le long des cuisses, ramenez le genou droit et le coude gauche l'un vers l'autre en fléchissant le coude. Votre buste accompagne le mouvement. Continuez en alternant jambe gauche et coude droit, au moins 10 fois.
- Aérez ensuite les pièces, en diffusant une huile essentielle ! Versez quelques gouttes d'huile essentielle de sapin pectiné (*Abies alba*) dans un diffuseur.

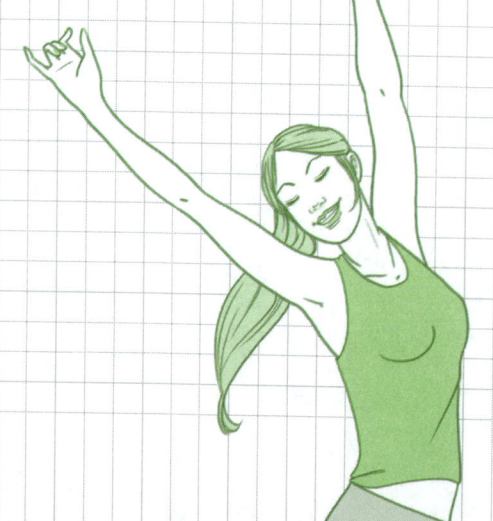

Petit déjeuner

- Lorsque vous ressentez la faim, préparez-vous un green smoothie léger et bien vert.

Mon green smoothie du matin
- 1 poignée de feuilles de mâche
- 1 pomme verte
- ½ banane
- 1 c. à s. de pousses d'alfalfa
- 1 c. à s. de pollen de ciste pour accélérer la détox

Matinée

- Le premier jour est relativement facile, profitez-en pour être active et vous oxygéner ! Partez pour une grande balade dans les bois ou dans un parc. Emportez de l'eau, ou selon la saison, de la tisane chaude. Marchez au moins 1 heure d'un pas soutenu ou allez à la piscine faire une vingtaine de longueurs.
- Au retour, prenez une bonne douche chaude, puis massez-vous avec une huile de sésame que vous aurez réchauffée dans vos mains.
- Profitez-en pour vous reposer, vous êtes en congé ! Faites une sieste, lisez un bon livre, écoutez de la musique, méditez… Faites aussi quelques pauses en dégustant une tisane drainante.

Déjeuner

- Si vous avez faim, préparez-vous 50 cl de green smoothie « Super tonique » (voir p. 47) pour votre déjeuner. Appréciez le green smoothie, gardez-le en bouche et n'oubliez pas de mâcher les petites fibres que vous sentez sous votre langue. Et, évidemment, asseyez-vous au calme pour ce délicieux déjeuner.

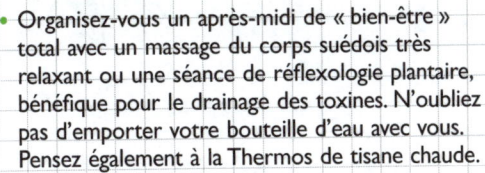

Pour une recette d'été, déposez dans le blender : 1 barquette de framboises avec ½ concombre, 1 feuille de menthe et quelques gouttes de citron. Mixez… c'est prêt !

Après-midi

- Organisez-vous un après-midi de « bien-être » total avec un massage du corps suédois très relaxant ou une séance de réflexologie plantaire, bénéfique pour le drainage des toxines. N'oubliez pas d'emporter votre bouteille d'eau avec vous. Pensez également à la Thermos de tisane chaude.
- De retour de votre séance détente, vous êtes complètement zen… Faites-vous un green smoothie rafraîchissant et reminéralisant.
- Vous avez peut-être envie d'une petite sieste ? Le corps, pour se détoxiner, doit se trouver dans les meilleures conditions de détente possibles. Vive le *farniente* !
- Les maux de tête ou nausées peuvent parfois se faire sentir en cette fin de première journée. C'est tout à fait normal. Le repos est salutaire.

Pour une recette d'hiver, déposez dans le blender 1 tranche d'ananas, 1 poignée d'épinards, ½ banane et 1 cm de racine de gingembre. Mixez… c'est prêt !

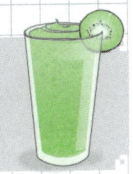

Dîner

- Si la faim vous tenaille, préparez-vous alors un green smoothie salé (voir les recettes vertes p. 49) en faisant l'impasse aujourd'hui sur l'huile et le tamari pour bénéficier d'une alimentation exclusivement végétale sans matières grasses ni sel.

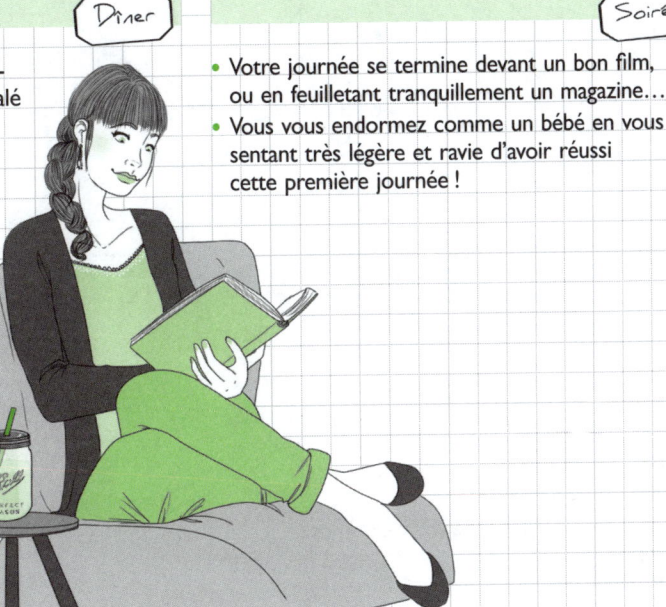

Soirée

- Votre journée se termine devant un bon film, ou en feuilletant tranquillement un magazine…
- Vous vous endormez comme un bébé en vous sentant très légère et ravie d'avoir réussi cette première journée !

GREEN SMOOTHIES : MES ALLIÉS DÉTOX ET MINCEUR

JOUR 2

Au réveil

- La fatigue pourra se faire sentir davantage, mais ce n'est pas pour autant qu'il vous faut baisser les bras ! Buvez un verre d'eau tiède, aérez la pièce et faites l'exercice suivant qui vous aidera à stimuler la sphère digestive.
- Allongez-vous sur le dos, les jambes fléchies. Mettez les mains derrière la nuque. Soulevez l'épaule gauche et amenez le coude gauche au niveau du genou droit, en décollant le dos du sol. Revenez en position initiale en reposant le dos avec beaucoup de douceur au niveau du sol. Répétez l'exercice de l'autre côté. Faites 3 séries de 6.

Petit déjeuner

- Puis direction la cuisine pour le petit déj' ! Préparez-vous un smoothie détoxinant.

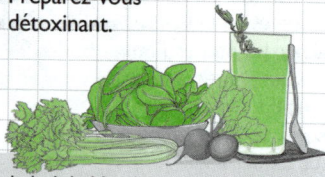

Déposez dans le bol du blender : 1 feuille de kale, 1 feuille d'épinard, ½ branche de céleri, ¼ de betterave, 1 pomme, ½ banane. Couvrez d'eau, mixez... c'est prêt !

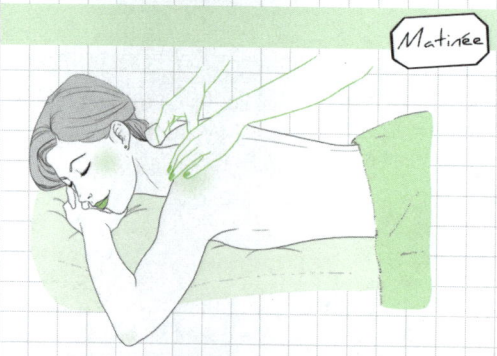

Matinée

- Durant la matinée, prévoyez un grand moment de bien-être pour favoriser votre détox. Si vous avez la chance d'avoir un sauna près de chez vous, accordez-vous une vraie séance de détox (en général 10 à 15 minutes de sauna, 3 fois maximum), suivie d'une douche fraîche, et entrecoupée bien sûr de séances de repos. Je vous recommande vivement ce moment de détente profonde qui favorise la sudation des toxines.
- Sinon, vous pouvez plonger dans un bain chaud additionné de poudre de gingembre, par exemple, qui va vous faire transpirer. Restez-y 10 minutes, puis enveloppez-vous dans un peignoir et allongez-vous bien au chaud.
- Ensuite, dormez ! Profitez de ces journées de repos pour vous relaxer et rattraper les heures de sommeil qui vous manquent certainement.

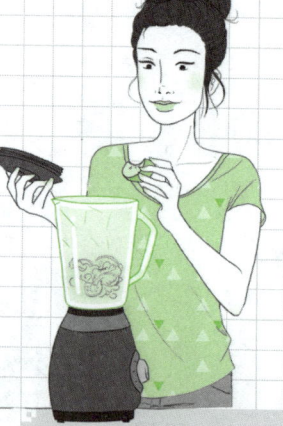

Déjeuner

- Au déjeuner, dégustez un smoothie réconfortant, vous en avez besoin en ce deuxième jour.

Déposez dans le bol du blender : ½ avocat, 1 poignée de mâche, 2 tranche d'ananas, ½ mangue, 1 c. à c. de moringa. Excellent pour la digestion et effet bonne mine garanti !

Après-midi

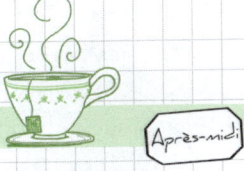

- Continuez à siroter des smoothies dans la journée. Vous pouvez aussi boire une tisane aromatisée à l'eau florale de romarin (½ c. à c. si vous avez besoin d'une bonne détox) : c'est drainant pour le foie mais également bon pour le moral !
- Si vous avez à nouveau très faim, n'hésitez pas à vous refaire un green smoothie dans la journée.
- Pensez aussi à vous oxygéner. Une bonne marche ou une balade en vélo seront des activités idéales. Mais n'en faites pas plus si vous vous sentez un peu faible aujourd'hui.

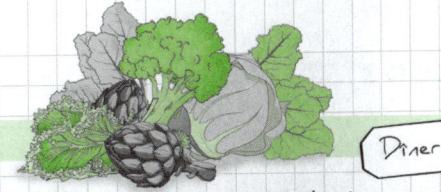

Dîner

- Il est préférable que vous vous prépariez un green smoothie 100 % légumes, à choisir parmi les recettes salées page 49 : cela vous évitera de consommer trop de sucres au cours de cette journée.

Soirée

- Couchez-vous tôt, vous avez besoin de récupérer… Et bravo à vous, pour avoir aussi bien réussi cette deuxième journée de détox !

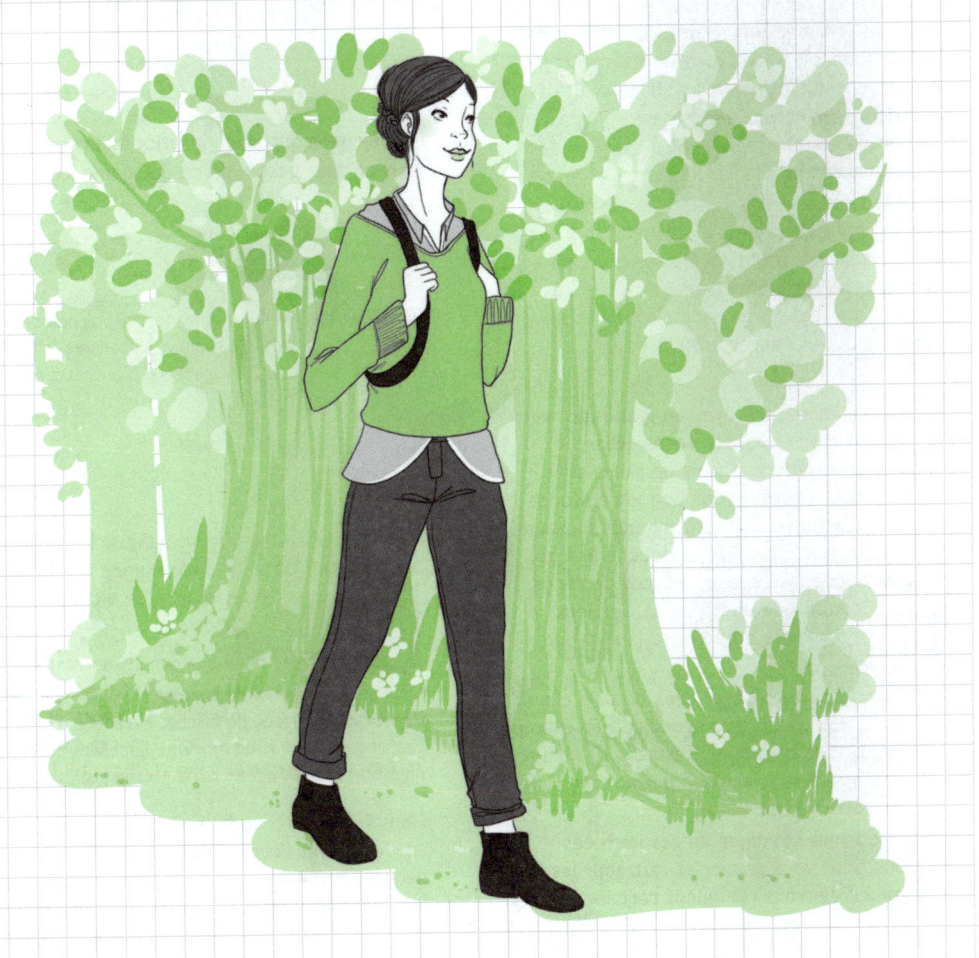

JOUR 3

Au réveil

- Vous devriez vous réveiller en meilleure forme que la veille ! Avant de vous lever, étirez-vous comme un chat, en bâillant si nécessaire. Étirez ensuite votre bras droit et votre jambe gauche en allongeant au maximum vos doigts (mains et pieds). Gardez l'étirement au moins 6 secondes avant de relâcher, puis changez de côté.
- Buvez ensuite un verre d'eau tiède, aérez la pièce et lancez-vous dans une série d'exercices simples mais efficaces.
- Et si vous vous remettiez à la corde à sauter ? Elle stimule la circulation sanguine, essentielle en période de détox. Pratiquez en vous arrêtant toutes les minutes, puis toutes les 2 minutes et ainsi de suite, ou lancez-vous directement dans une séquence de 5 minutes d'affilée, mais pas plus pour démarrer. Pensez à bien gainer votre ceinture abdominale, évitez absolument de cambrer les reins et baissez les épaules.
- Après la séance, veillez à étirer les jambes en prenant appui, par exemple, sur le bord d'une fenêtre, la jambe droite est fléchie en avant et la jambe gauche est tendue vers l'arrière. Gardez cet étirement au moins 10 secondes. Changez ensuite de jambe.

Matinée

- C'est la dernière journée, faites-vous plaisir ! Je vous recommande d'effectuer un automassage complet du corps inspiré de l'ayurveda (voir p. 69), qui donnera un coup de pouce à votre détox.
- Après votre séance de massage, une sieste s'impose avant ou après le déjeuner, en fonction de votre faim. Mais, normalement, après un bon massage, la faim n'apparaît pas tout de suite. En revanche, pensez à boire suffisamment !

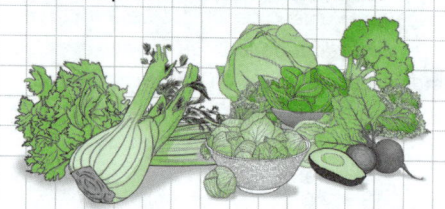

Petit déjeuner

- Vous avez une faim de loup ? Ce matin, au petit déjeuner, découvrez avec délice le goût dense et fort de ce green smoothie.

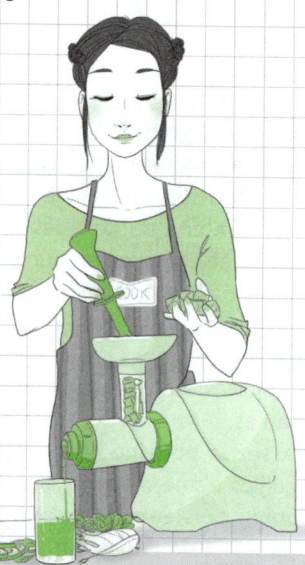

Déposez dans le bol du blender : 1 poignée de mâche, ½ mangue, ½ pomme, ½ banane, 1 fleurette de brocoli, 1 c. à c. de spiruline. Couvrez d'eau, mélangez… C'est prêt !

Déjeuner

- Place aujourd'hui à la gourmandise ! Préparez-vous ce green smoothie très rosé grâce à la betterave, régalez-vous et faites le plein de vitalité.

Déposez dans le bol du blender : 1 morceau de betterave, 1 morceau de chou-rave, 1 belle poignée moitié cresson, moitié mâche, ¼ d'avocat, 1 gousse d'ail, 1 c. à. s. de jus de citron, 1 pincée d'herbes de Provence, couvrez d'eau, mixez, c'est prêt !

- Dans l'après-midi, vérifiez si vous avez tous les ingrédients nécessaires pour les jours à venir, pendant lesquels vous allez mettre en place de saines habitudes alimentaires (continuez à consommer au moins un smoothie par jour après votre cure !).

L'automassage détox à l'huile de sésame : tout un art !

Suivez les conseils d'Éléonore De Croÿ, fondatrice du centre Ahimsa.
- Utilisez 3 cl d'huile de sésame (2 c. à s.). Veillez à ce que l'huile soit agréablement tiède.
- Installez-vous confortablement sur une chaise ou à même le sol, protégée d'une serviette de bain, dans une pièce bien chauffée.
- Appliquez l'huile en commençant par le sommet de la tête et effectuez des mouvements lents et circulaires. Massez le crâne pendant 2 minutes.
- Massez ensuite le visage : le front, les tempes, les joues et la mâchoire en réalisant des mouvements à partir du centre vers le haut et en revenant sur les côtés. Apportez une attention particulière à vos oreilles, qui contiennent beaucoup de terminaisons nerveuses.
- Effectuez de longs mouvements sur les bras, puis des mouvements circulaires sur les articulations des poignets, des coudes et des épaules.
- Massez la poitrine et le ventre avec des mouvements circulaires (dans le sens des aiguilles d'une montre). Suivez le sens du côlon en remontant du côté droit de l'abdomen, puis en passant par le haut, et en redescendant le long du côté gauche.
- Appliquez de l'huile sur le dos dans la mesure du possible, bas du dos, arrière des épaules.
- Continuez avec de longs mouvements sur les jambes, à nouveau en insistant sur les articulations des hanches, des genoux et des chevilles avec des mouvements circulaires.
- Terminez par les pieds en insistant bien sur les articulations des orteils, la plante du pied et le talon. C'est une partie importante du massage, les pieds ayant beaucoup de terminaisons nerveuses.
- Restez assise ou allongée pendant 5 à 15 minutes de façon à ce que l'huile puisse pénétrer dans les couches les plus profondes du corps.
- Prenez ensuite une bonne douche chaude. Utilisez du shampooing pour les cheveux et de la farine de pois chiches mélangée à de l'eau pour le corps, qui agira comme un peeling très doux. Cela vous laissera une peau magnifique, douce et satinée. Séchez vigoureusement votre corps avec une bonne serviette chaude et séchez vos cheveux. Couvrez-vous la tête si vous devez sortir dans le froid.
- Appréciez la sensation d'avoir nourri votre corps, votre âme et votre esprit et profitez de cet effet tout au long de la journée.

Ne pratiquez pas ce massage : pendant le cycle menstruel, en cas de blessure, de douleur, de fracture, d'infection de la peau, si vous avez de la fièvre, la grippe, une forte indigestion ou après un lavement interne.

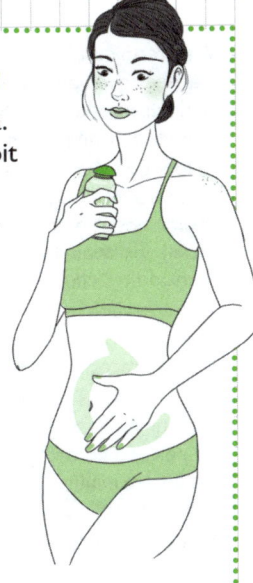

Après-midi

- Vous terminerez de façon joyeuse ces trois belles journées que vous avez accomplies avec courage et détermination, en rejoignant des amis pour une sortie ciné par exemple !
- Si, lors de ce troisième jour, vous deviez travailler, arrangez-vous pour que votre journée soit la plus courte possible et emportez sur le lieu de votre travail vos bouteilles de green smoothies, d'eau pure et de tisanes.

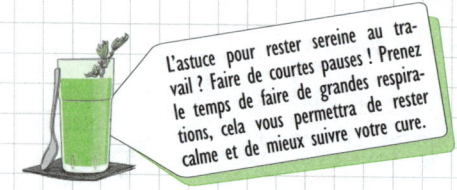

L'astuce pour rester sereine au travail ? Faire de courtes pauses ! Prenez le temps de faire de grandes respirations, cela vous permettra de rester calme et de mieux suivre votre cure.

Dîner

- Pour votre dernier dîner, forcez sur le vert avec la recette suivante !

Déposez dans le bol du blender : 1 petite branche de céleri, 1 poignée de mâche ou de jeunes pousses d'épinards, un peu de persil, ½ banane, ¼ d'avocat, 1 belle pomme, 1 cm de racine de gingembre, 1 c. à s. de jus de citron, 1 verre d'eau. Mixez... c'est prêt !

Soirée

- Profitez pleinement de votre dernière soirée au calme, choisissez un temps de méditation avant de vous endormir, allégée et sereine.

Je fais le point sur ma cure détox 3 jours

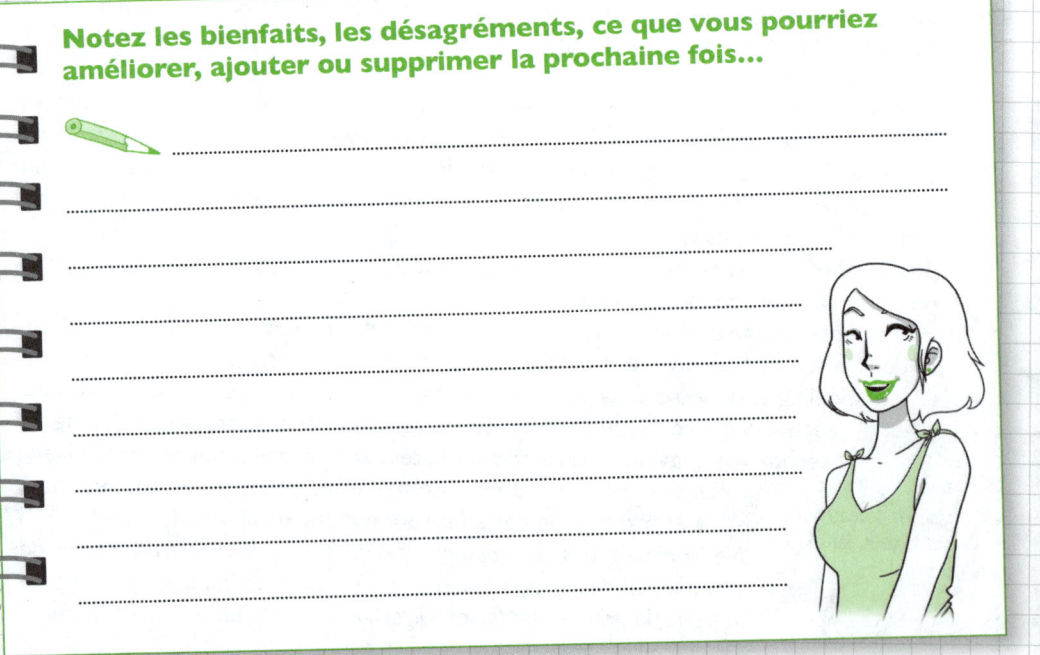

Notez les bienfaits, les désagréments, ce que vous pourriez améliorer, ajouter ou supprimer la prochaine fois…

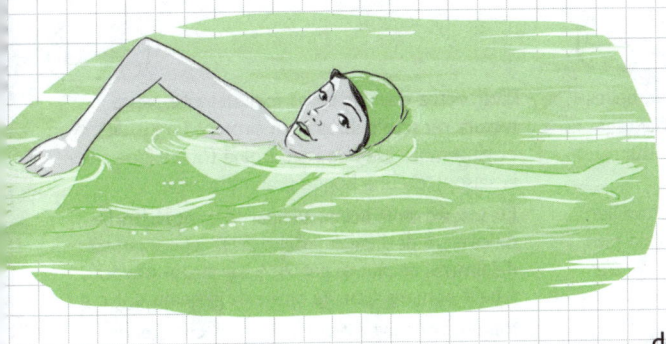

Vive la cure de 5 jours !

Il est très important de bien lire toutes les recommandations, les conseils, les astuces qui se rapportent à cette cure (voir p. 58-59 et 63)… Si vous êtes en vacances durant tout le temps de la cure, c'est vraiment l'idéal, la détente étant l'un des critères les plus importants pour démarrer une cure. **La cure de 5 jours va encore plus loin que les cures de 1 et 3 jours, puisque vous consommez des green smoothies associés à des jus verts.**

Elle apporte un grand sentiment d'apaisement en vous allégeant, tant du point de vue de votre organisme que de votre mental. La détoxification est véritablement engagée dans cette cure ! Les organes d'élimination sont totalement sollicités, les toxines sont drainées vers l'extérieur grâce aux smoothies et aux jus verts, mais aussi grâce à l'activité physique, aux massages, aux saunas… Le corps commence à se désacidifier, les petites douleurs ici et là s'estompent. Les 2 ou 3 kg disgracieux dont vous n'arriviez pas à vous débarrasser fondent enfin, et votre teint s'éclaircit radicalement.

La cure de 5 jours est souveraine pour repartir transformée et au top de votre forme !

Chaque jour au réveil

Commencez par boire un grand bol d'eau tiède, histoire de bien réhydrater vos organes après une nuit de sommeil et donner un coup de fouet à votre vésicule biliaire. Ajoutez-y quelques gouttes de citron si cela vous tente.

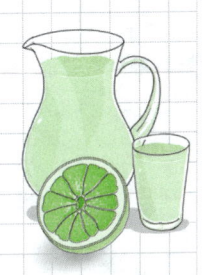

JOUR 1

Petit déjeuner

- Préparez-vous un jus vert au concombre, reminéralisant et tonique.

Choisissez 1 beau concombre et ½ citron. Passez le tout dans l'extracteur de jus… c'est prêt !

Matinée

- Ce matin, faites une marche rapide d'1 heure ou 20 longueurs de 50 mètres à la piscine. En ce premier jour, vous avez du tonus, profitez-en !
- Savourez un jus basique méditerranéen, antioxydant et reminéralisant (voir p. 51).

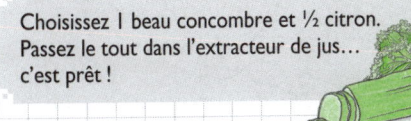

Déjeuner

- Savourez un jus basique « Méditerranéen », antioxydant et reminéralisant (voir p. 51).

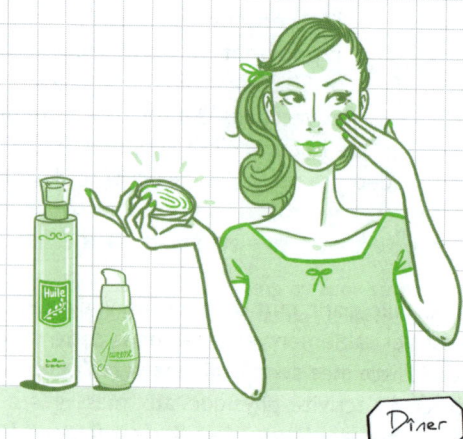

Après-midi

- Concoctez-vous un après-midi détente, sieste, lecture ou musique, tout en sirotant un jus de citron et gingembre avec de l'eau froide (ou chaude selon la saison), ou une bonne tisane drainante.
- En cas de petit creux, préparez-vous le jus « Après-midi d'été » (voir p. 51).
- En fin d'après-midi, si vous avez l'habitude de suivre un cours de yoga ou de gymnastique, foncez, vous avez besoin de vous changer les idées.
- Au retour, prenez une bonne douche chaude, puis massez-vous l'ensemble du corps avec une huile de sésame ou d'amande que vous réchaufferez dans vos mains avant application. Enveloppez-vous dans un peignoir chaud et relaxez-vous avant votre dîner.

Dîner

- Faites-vous un jus basique « Courgette-persil », détoxifiant. (voir p. 50).

Soirée

- Couchez-vous tôt, vous allez dormir comme un bébé !

JOUR 2

Petit déjeuner

- Faites-vous un jus vert léger et reminéralisant.

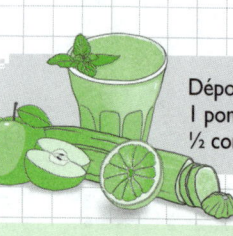

Déposez dans le bol du blender :
1 pomme verte type granny,
½ concombre et ½ citron.

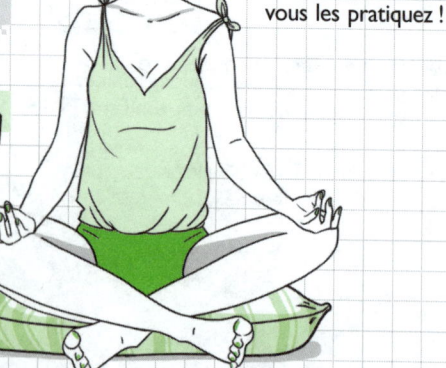

Matinée

- Vous êtes sûrement plus fatiguée ce matin, alors optez pour une marche oxygénante et relaxante d'1 heure ou bien effectuez une séance de qi qong ou de tai-chi si vous les pratiquez !

Déjeuner

- Faites-vous un jus vert riche en protéines et détoxifiant, décalé « Très vert » (voir p. 51).

Après-midi

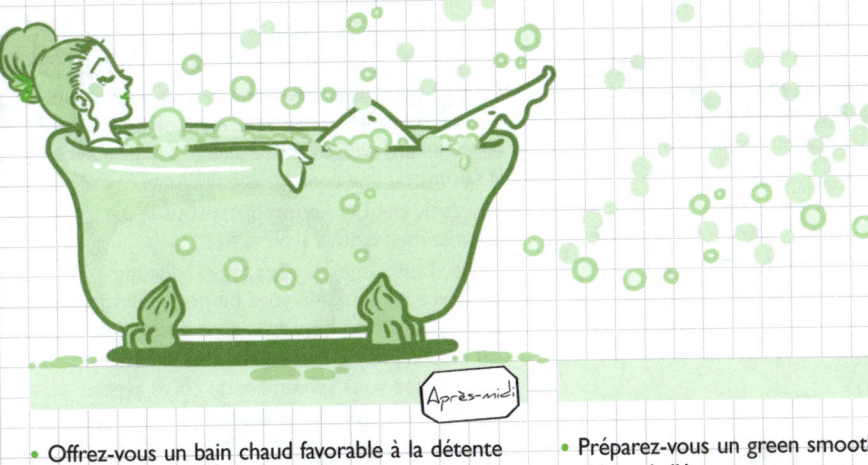

- Offrez-vous un bain chaud favorable à la détente et ajoutez-y quelques gouttes d'huile essentielle de lavande officinale (*Lavandula officinalis*).
- Poursuivez par un automassage des pieds !
- Pensez à boire de l'eau après le massage afin de faire circuler les toxines.

JOUR 3

Petit déjeuner

- Faites-vous un jus basique, « Vert concombre » (voir p. 50). Vous pouvez supprimer le gingembre et remplacer le citron jaune par du citron vert.
- Vous pourrez vous sentir un peu écœurée des jus et smoothies. Si c'est le cas, ne vous forcez pas, continuez à boire de l'eau, tout se remettra en place très vite.

Déjeuner

- Faites-vous un jus vert basique « Super tonique », booster du système immunitaire et tonifiant (voir p. 50).

Dîner

- Préparez-vous un green smoothie salé, « Très chlorophyllé », ou une recette printanière selon la saison (voir p. 49). Faites l'impasse aujourd'hui sur l'huile et le tamari pour bénéficier d'une alimentation exclusivement crue et végétale.

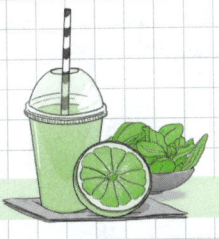

Matinée

- Si vous avez l'énergie, alors une marche longue, à votre rythme, sera bénéfique pour continuer à vous oxygéner, solliciter vos muscles et vos articulations.

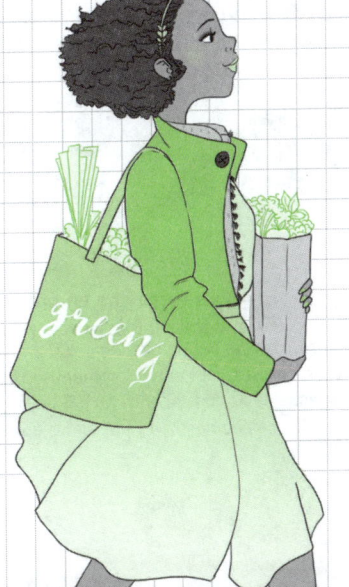

GREEN SMOOTHIES : MES ALLIÉS DÉTOX ET MINCEUR

73

Après-midi

- Vous suivez des cours de yoga, de gym douce ou avez un hobby ? Rien de tel que de vous faire du bien aujourd'hui en vous faisant plaisir.

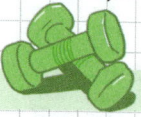

Soirée

- Allez vous coucher tôt pour continuer à favoriser le processus de détox.

JOUR 4

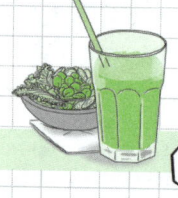

Petit déjeuner

- Faites-vous un jus vert pomme-céleri (voir p. 50), frais et reminéralisant et un peu sucré pour commencer cette quatrième journée.

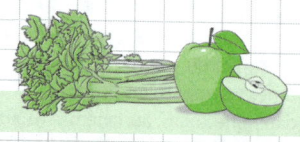

Déjeuner

- Vous allez vous régaler à nouveau au déjeuner avec une vraie « soupe énergie ». À ce stade, vos goûts sont beaucoup plus exacerbés, vous dégusterez avec un immense plaisir toutes ces saveurs de légumes variés.
Préparez-vous un green smoothie salé ou « Soupe énergie », reminéralisant, tonifiant et très nourrissant (voir p. 20).

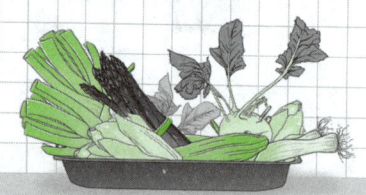

Smoothie anti-fatigue et gourmand

Déposez dans le bol du blender : 200 g de pastèque, 200 g de fraises, 1 tomate bien mûre (à remplacer par de la mangue et du kaki en hiver), 6 belles feuilles de basilic, 1 poignée de jeunes pousses d'épinards.

Dîner

- Ce soir, poursuivez avec un green smoothie salé « Épicé » anti-inflammatoire (voir p. 49). Supprimez l'huile de cette recette à ce moment de la cure.

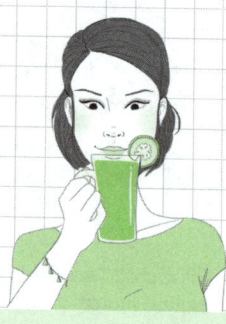

Matinée

- Vous y êtes presque, ne flanchez pas, c'est une bonne journée où l'énergie et la forme reviennent petit à petit. Des longueurs en piscine à votre rythme vous feront du bien. L'eau protège les articulations et les muscles.

Après-midi

- Et si vous faisiez une séance au sauna ? Il y en a sûrement un près de chez vous.
Le sauna, contrairement au hammam, agit sur la détox, il permet la libération des toxines par la peau. L'idéal est de faire 2 ou 3 passages de 10 minutes au minimum dans le sauna, suivis d'une douche fraîche et d'un repos de 10 à 15 minutes.
- Une bonne sieste est favorable après une telle séance. Profitez encore de votre temps de cure.
- À ce stade, les nausées ont sans doute disparu et la vraie faim revient doucement. Si c'est le cas, vous pouvez prendre un merveilleux smoothie au goûter.
Préparez-vous un green smoothie « Anti-fatigue et gourmand ».
- Envie de faire une séance de yoga ou de tai-chi ? Faites ce qui vous fait plaisir !

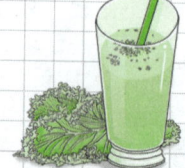

Dîner

- Faites-vous un jus basique « Kale-épinards », détoxifiant et léger (voir p. 50, gingembre en option).

Soirée

- Allez vous coucher tôt pour continuer à favoriser le processus de détox.

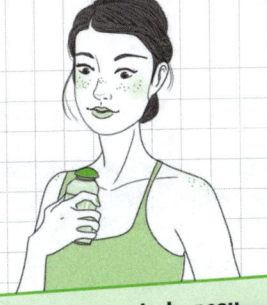

> **Pensez au brossage à sec de la peau…**
> Lorsque vous prenez votre douche ou votre bain, brossez-vous le corps à sec avec un gant de toilette ou un gant loofah doux avant la douche ou le bain, et en remontant toujours du bas vers le haut, en direction du cœur. Vous enlevez ainsi les peaux mortes et activez le système circulatoire.

JOUR 5

Petit déjeuner

- Faites-vous le jus vert « Frais », décalé et tonique (voir p. 51).
- Vous sentez vraiment votre énergie revenir ? Et si vous alliez faire quelques foulées en footing ou preniez votre vélo pour une grande virée oxygénante et de renforcement musculaire…
- Au retour, pourquoi pas un bon bain avec une huile essentielle de votre choix, suivi d'un automassage du corps. Suivez les consignes page 69.
- Farnientez ensuite avec un livre ou en écoutant de la musique.

Déjeuner

- Faites-vous un green smoothie salé, « À la tomate » (voir p. 49). Oubliez l'huile et le tamari pour bénéficier d'une alimentation exclusivement crue et végétale.
- Et si cet après-midi vous invitiez une copine pour siroter avec vous le jus du goûter, histoire de partager un moment sympathique ? Partez ensuite vous distraire dans une expo, au cinéma ou au théâtre pour votre dernière journée de cure.
- Au goûter, faites-vous un jus antioxydant « Rêve orange » ou « Tonique d'hiver » selon la saison (voir p. 53).

Dîner

- Préparez-vous un green smoothie « Très chlorophyllé », reminéralisant (voir p. 49).

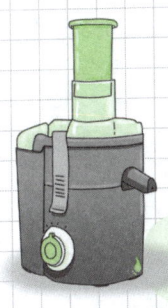

GREEN SMOOTHIES : MES ALLIÉS DÉTOX ET MINCEUR

Je fais le point sur ma cure détox 5 jours

Bravo, vous y êtes arrivée ! Soyez vraiment fière de vous. Vous avez réussi 5 jours de détox. Comment vous sentez-vous ?

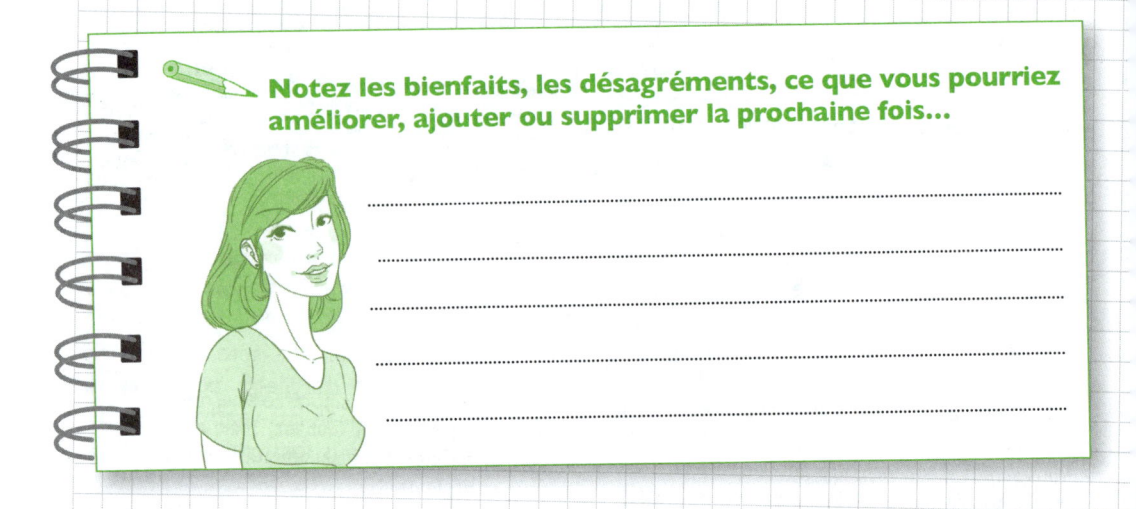

> **Notez les bienfaits, les désagréments, ce que vous pourriez améliorer, ajouter ou supprimer la prochaine fois…**
>
> ....
> ....
> ....
> ....
> ....

Dès la fin du premier jour ou au début du deuxième jour, vous risquez d'avoir quelques maux de tête, peut-être des nausées, d'être très fatiguée, d'avoir un peu froid, d'être de moins bonne humeur… mais c'est normal, c'est la détox ! Pour que les toxines quittent l'organisme, il y a quelques petits désagréments passagers à endurer. C'est pourquoi il est important, durant ces moments, de respecter les consignes qui vous sont données dans ces pages au fil des jours, de vous reposer et de vous changer les idées. Laissez votre corps faire son nettoyage et remerciez-le pour cela !

Il est essentiel de continuer à aller chaque jour aux toilettes. Effectuez quelques exercices le matin, massez vos intestins, allez vous dégourdir en marchant, et les choses devraient très bien se passer… Si toutefois ce n'était pas le cas, vous pouvez boire chaque jour une solution de 20 cl d'eau et de chlorure de magnésium (à acheter en pharmacie ou en magasin bio), sous la forme de sel de Nigari. Mélangez 20 g de magnésium à 1 litre d'eau et buvez-en un verre de 20 cl dans la journée, cela favorisera votre transit et la détox en général.

L'autre solution est de faire un lavement à l'eau tiède (kit de lavement à acheter en pharmacie). Faites-vous conseiller par un thérapeute.

Les 5 plus grosses difficultés que vous allez rencontrer et comment y remédier

1. Les jus m'écoeurent !

Cela risque de vous arriver. Dans ce cas, vous pouvez tout à fait arrêter pendant une journée de consommer quoi que soit, mis à part de l'eau ! Vous pouvez aussi, pour faciliter l'absorption des jus, ajouter beaucoup de jus de citron.

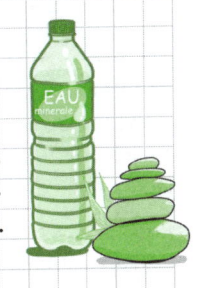

2. J'ai des nausées puis des maux de tête

> **Comment faire un cataplasme d'argile ?**
> Procurez-vous un sachet d'argile verte illite concassée. Remplissez un bol d'argile, et recouvrez-le complètement d'eau. Laissez la pâte se former 15 minutes. Déposez sur un tissu fin ou de l'essuie-tout la quantité d'argile nécessaire pour couvrir la zone souhaitée (2 cm environ d'épaisseur), recouvrez d'un papier ou d'un linge. Faites chauffer le cataplasme au bain-marie. Ce n'est pas obligatoire mais c'est efficace. Pour cela, déposez le cataplasme sur une assiette creuse, recouvrez cette dernière d'une autre assiette et déposez le tout au-dessus d'une casserole d'eau chaude. Le cataplasme doit être tiède et non bouillant. Déposez le cataplasme sur la zone déterminée durant 1 h 30 environ.

Pour les nausées, respirez de l'huile essentielle de menthe poivrée (*Mentha piperita*).

Pour les maux de tête, utilisez des cataplasmes d'argile à poser sur la nuque et sur le bas-ventre. Vous pouvez aussi vous frictionner les tempes et la nuque avec une petite quantité d'huile essentielle de menthe poivrée (*Mentha piperita*). Le baume du Tigre® de bonne qualité peut aider également.

3. J'ai envie de tout arrêter !

Si vous ne voyez plus trop le sens de votre démarche, et avez le vague à l'âme, le fait de méditer tous les matins permettra de vous recentrer et de vous calmer.

Usez et abusez de la bouillotte. Elle apporte une chaleur très réconfortante à l'ensemble du corps et la chaleur est bonne pour le moral. Placez-la sur le foie en position allongée et/ou sur le bas-ventre ou le bas du dos.

4. Je me sens vraiment fatiguée

Autorisez-vous à vous reposer lorsque vous êtes trop fatiguée, cette démarche est essentielle et réparatrice lors d'une détox.

5. J'ai encore faim !

Les massages sont d'une très grande aide, ils apportent de la détente, de la chaleur et aident à reprendre contact avec son corps et son centre. Pendant ce temps-là, les signaux de douleur ou de faim se font moins sentir. Abusez-en !

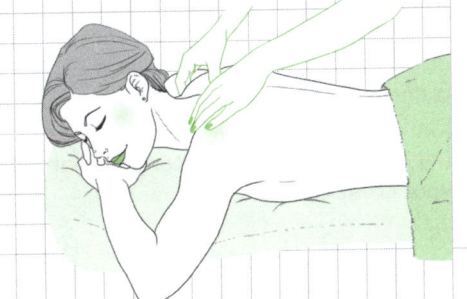

Conclusion

Vous venez d'accomplir quelque chose d'extraordinaire : vous êtes sortie de votre zone de confort ! Ce n'est pas rien de renoncer aux aliments qu'on adore pour s'alimenter seulement de smoothies et de jus verts durant plusieurs jours ! Il est donc important que vous soyez fière de vous !

Les cures de jus et green smoothies sont une pause salutaire dans votre routine. Et après, me direz-vous ? Vos engagements ne s'arrêtent pas là : il est essentiel d'accompagner la sortie de cure d'une reprise alimentaire adéquate. Ne vous jetez pas immédiatement sur un sandwich jambon-beurre ou une tablette de chocolat, une partie de vos efforts pourrait être anéantie !

La reprise doit se faire en douceur : on compte en général 1 jour de reprise après 1 jour de cure, ou encore 3 jours de reprise après 3 jours de cure.

Par exemple, après la cure de 5 jours, lors des premier et deuxième jours de reprise alimentaire : composez-vous de belles salades avec des légumes variés… Forcez sur les herbes aromatiques qui relèvent les saveurs, agrémentez d'olives noires, de poudre de sésame, etc.

Du troisième au cinquième jour, découvrez l'alimentation vivante, partez à la découverte des plats savoureux, simples et légers qu'elle propose : soupes, pâtés végétaux, crackers, tartares d'algues, graines germées, etc.

Si vous préférez poursuivre la reprise avec des aliments mi-crus, mi-cuits, optez pour les salades, mais aussi les bouillons, les soupes, les céréales légères comme le quinoa, les légumes vapeur, etc. Et, bien sûr, n'oubliez pas les green smoothies et les jus verts !

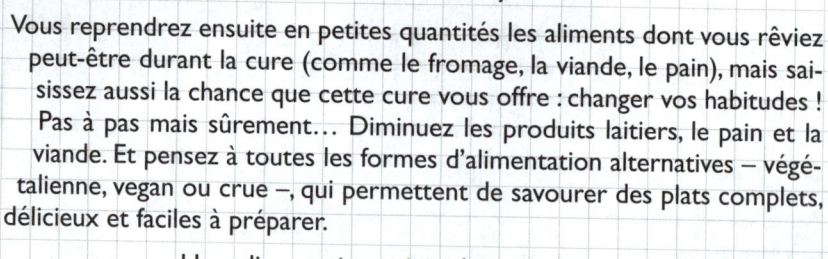

Vous reprendrez ensuite en petites quantités les aliments dont vous rêviez peut-être durant la cure (comme le fromage, la viande, le pain), mais saisissez aussi la chance que cette cure vous offre : changer vos habitudes ! Pas à pas mais sûrement… Diminuez les produits laitiers, le pain et la viande. Et pensez à toutes les formes d'alimentation alternatives – végétalienne, vegan ou crue –, qui permettent de savourer des plats complets, délicieux et faciles à préparer.

Une alimentation saine, de qualité et en quantité raisonnable est essentielle pour votre équilibre au quotidien, mais ce n'est pas tout !

Misez sur le trio gagnant : « sport + alimentation + pensée positive » pour vivre chaque jour davantage en harmonie avec vous-même. En attendant, régalez-vous avec les green smoothies et portez-vous bien !

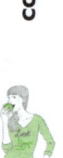

Carnet d'adresses

Le site de l'auteur où vous trouverez le matériel idéal pour faire vos jus et smoothies
Dany Culaud : www.danyculaud.fr

Séjours de jeûne au jus vert
Anne-Marie Vaudet : http://annemarievaudet.wix.com/alimentationvivante
Patricia Kersulec : www.jeune-et-randonnee.be

Acheter des green smoothies et jus verts à Paris
Detox Delight : www.detox-delight.fr
Juice it : 8, rue de la Vrillière, 75001 Paris, ou www.juice-it.fr

Boire des green smoothies et manger végétalien à Paris
Restaurant My Kitch'n : 82, rue Lemercier, 75017 Paris
Restaurant 42 Degrés : 109, rue du Faubourg-Poissonnière, 75009 Paris
Boutique et restaurant Sol Semilla : 23, rue des Vinaigriers, 75010 Paris

Acheter ses huiles essentielles
Le Gattilier, Christian Escriva, La Commanderie, 06750 Valderoure ou www.legattilier.com

Centre de bien-être
Centre de soins et de formation ayurvédique Ahimsa : www.ahimsa.fr

Centre de formation aux plantes sauvages
François Couplan : www.couplan.com

Bibliographie

Victoria Boutenko, *Green for Life*, éd. Raw Family Publishing (en anglais), 2010.
François Couplan, *Guide nutritionnel des plantes sauvages et cultivées*, éd. Delachaux et Niestlé, 2011.
Dany Culaud, *Croque la vie, ma méthode en 21 petits pas*, éd. Guy Trédaniel, 2014.
Jacques-Pascal Cusin, *Les Secrets de l'alimentation vivante*, éd. Albin Michel, 2012.
Jacques-Pascal Cusin, *Jus de vie et boissons haute vitalité*, éd. Sully, 2001.
Yann Olivaux, *La Nature de l'eau*, éd. Résurgence, 2010.
Dr Norman W. Walker, *Votre santé par les jus frais de légumes et de fruits*, éd. d'Utovie, 2003.

Remerciements
Je remercie vivement :
Juliette Collonge pour son soutien sans faille, sa gentillesse et son professionnalisme.
Suyapa Hammje de m'avoir accordé sa confiance immédiatement.
Mes enfants, qui sont mes premiers « goûteurs », ils connaissent depuis tout petits les green smoothies et les jus verts et savent reconnaître les bonnes saveurs à la première gorgée !
Et tous les participants à mes formations depuis de longues années, grâce à qui je continue de progresser chaque jour un peu plus.

Découvrez tous nos cahiers pratiques et notre catalogue sur :
www.solar.fr

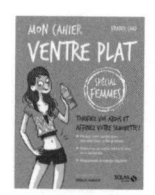

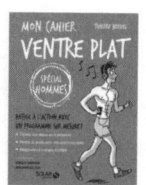

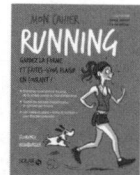

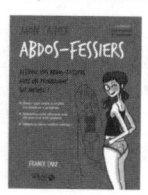

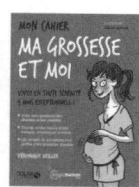

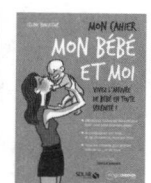

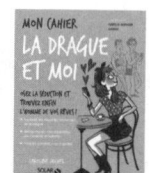

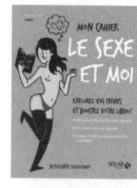

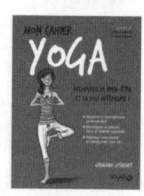

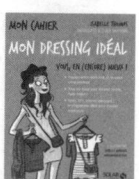

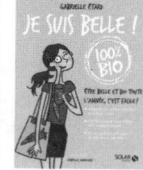

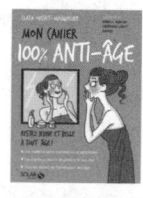

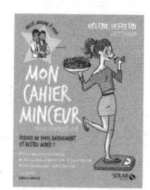

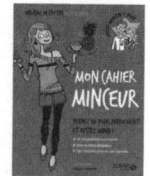

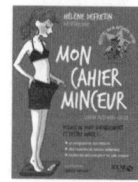

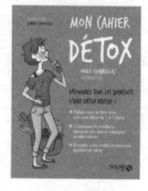

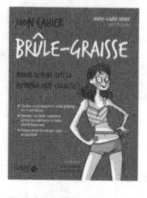

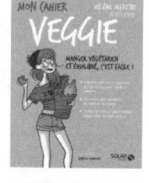

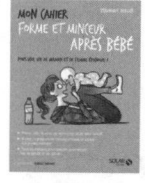

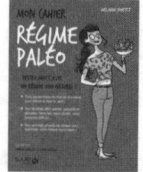

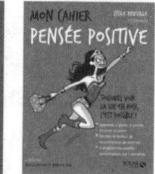

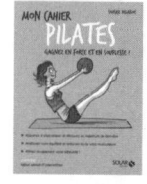

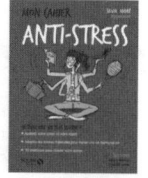

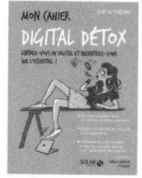

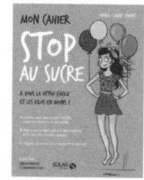

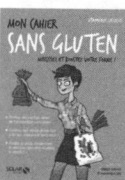

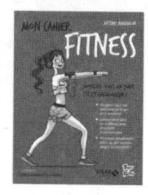

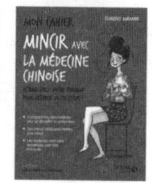

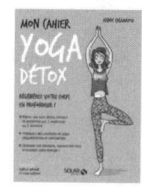

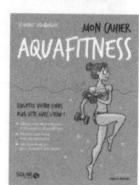

Direction : Jean-Louis-Hocq
Direction éditoriale : Suyapa Hammje
Directrice de collection : Juliette Collonge
Édition : Gwladys Greusard
Conception et mise en couleur de la couverture : Stéphanie Brepson
Mise en pages : Nord Compo
Fabrication : Céline Premel-Cabic

© Éditions Solar, 2016, Paris

Tous droits de traduction, d'adaptation et de reproduction par tous procédés, réservés pour tous pays.

ISBN : 978-2-263-07216-1 - Code éditeur : S07216 - Dépôt légal : mai 2016
Imprimé en France par Laballery - 603393

Solar | un département **place des éditeurs**

place
des
éditeurs